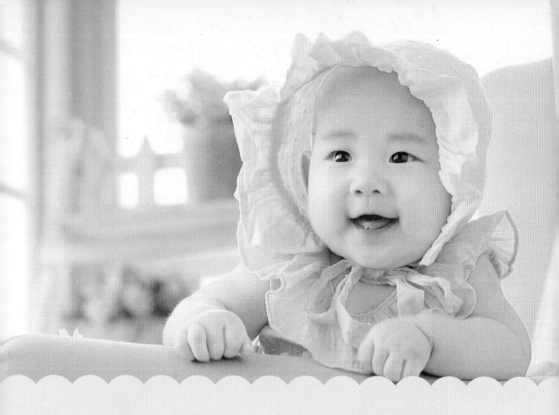

# 抚爱宝贝

零基础，学会宝宝 经络按摩

李志刚·主编

U0208545

新疆人民出版总社
新疆人民卫生出版社

图书在版编目（CIP）数据

抚爱宝贝：零基础，学会宝宝经络按摩 / 李志刚主编 . -- 乌鲁木齐 ：新疆人民卫生出版社，2016.9
ISBN 978-7-5372-6691-8

Ⅰ . ①抚… Ⅱ . ①李… Ⅲ . ①小儿疾病－经络－按摩疗法（中医） Ⅳ . ① R244.1

中国版本图书馆 CIP 数据核字 (2016) 第 179373 号

**抚爱宝贝：零基础，学会宝宝经络按摩**

FUAI BAOBEI:LINGJICHU, XUEHUI BAOBAO JINGLUO ANMO

| | |
|---|---|
| 出版发行 | 新疆 人民出版总社<br>新疆 人民卫生出版社 |
| 责任编辑 | 张宁 |
| 策划编辑 | 深圳市金版文化发展股份有限公司 |
| 摄影摄像 | 深圳市金版文化发展股份有限公司 |
| 封面设计 | 深圳市金版文化发展股份有限公司 |
| 地　址 | 新疆乌鲁木齐市龙泉街 196 号 |
| 电　话 | 0991-2824446 |
| 邮　编 | 830004 |
| 网　址 | http://www.xjpsp.com |
| 印　刷 | 深圳市雅佳图印刷有限公司 |
| 经　销 | 全国新华书店 |
| 开　本 | 173 毫米 ×243 毫米　　16 开 |
| 印　张 | 13 |
| 字　数 | 170 千字 |
| 版　次 | 2016 年 11 月第 1 版 |
| 印　次 | 2016 年 11 月第 1 次印刷 |
| 定　价 | 35.00 元 |

# 前　言

　　宝宝是降临凡间的天使，给每个家庭带来了无限的希望和欢乐。宝宝的一举一动，无时无刻不牵动着爸爸妈妈的心。然而，相较于成年人，免疫力低下的小天使往往更容易被疾病缠上，当不适和疾病来侵犯宝宝时，除了带宝贝看医生、吃药打针之外，真的没有其他办法来缓解他们的病痛了吗？

　　当然不是！本书将带给你零基础学会宝宝经络按摩的妙招。经络按摩是一种防病治病的中医古法。经络是运行气血、联系脏腑和体表及全身各部的通道，是人体功能的调控系统。穴位是打通经络的关键点，穴位与经络是"点"与"线"的关系。本书生动、清晰地介绍了宝宝经络按摩的相关知识，并配以仿真穴位定位大图和实操图，能帮助父母弄清楚按摩原理，甄别按摩宜忌，理好按摩思路，即使是零基础，也能做好宝宝的日常生活保健和防病抗病按摩。

　　走进本书，在日常生活中经常为宝宝捏一捏、按一按，让宝宝轻松远离病魔的纠缠，塑造健康体质，做健康快乐的小天使吧！

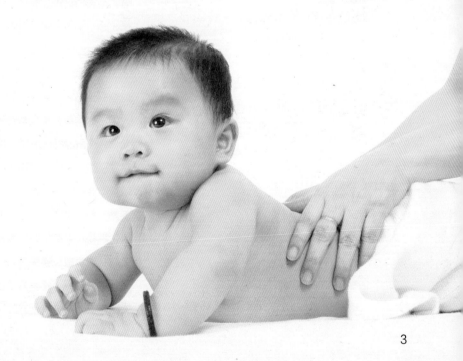

# .目录Contents.

# Chapter 3

## 修筑宝宝的保护墙
——宝宝日常保健抚触与按摩

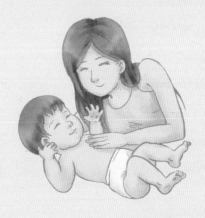

# Chapter 4

## 赶走恼人的小病小灾
## ——宝宝常见病的按摩法

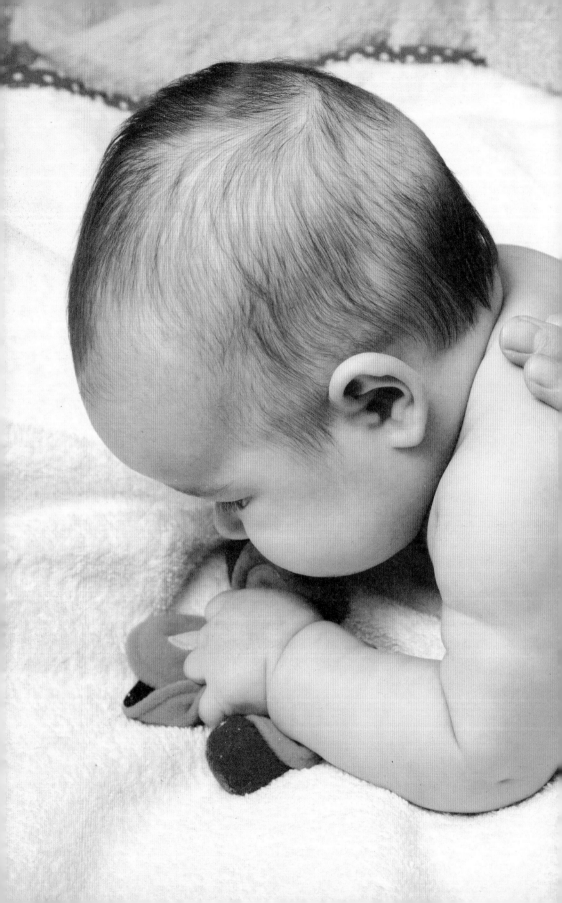

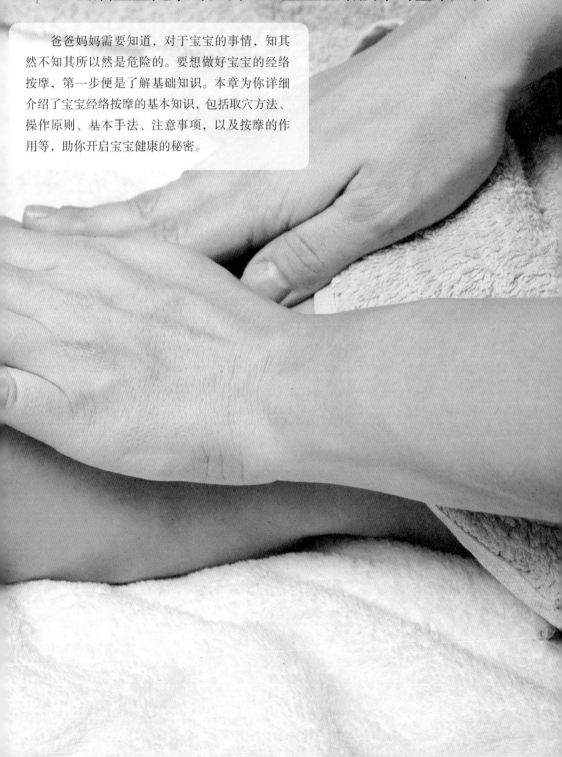

　　爸爸妈妈需要知道，对于宝宝的事情，知其然不知其所以然是危险的。要想做好宝宝的经络按摩，第一步便是了解基础知识。本章为你详细介绍了宝宝经络按摩的基本知识，包括取穴方法、操作原则、基本手法、注意事项，以及按摩的作用等，助你开启宝宝健康的秘密。

# 纵贯人体交通要道的命脉

经络与穴位隐藏于人的身体中，虽然我们看不见，却对身体的运行起着至关重要的作用，了解它们，才能更好地懂得我们身体的运行规律与方式，也才能运用中医疗法更好地预防和治疗疾病。

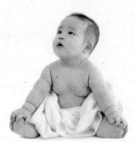

## ◆ 经络生理功能

经络是经脉和络脉的总称。其中大的为经，指经脉，有路径之意，贯通上下，沟通内外，广泛地连接着人体内的重要部位，是经络系统的主干。较为细小的为络，指络脉，有网络之意，是经脉别出的分支，纵横交错，遍布全身，既是对主路的补充，又能够增强细微之处的联系。一般来说，经络的功能主要表现在以下四个方面。

### 联络、沟通作用

经络的联络、沟通作用主要表现为沟通表理上下，联系脏腑器官。人体由五脏六腑、五官九窍等组成，只有通过经络的联络、沟通作用，它们的功能才能在生命活动过程中相互配合、相互协调。这种作用主要体现在脏腑之间的联系、脏腑同外周肢节之间的联系、脏腑同五官九窍之间的联系、经脉之间的联系四个方面。

### 运行气血作用

经络的运行气血作用主要表现为通行气血，滋养脏腑组织。气血是人体生命活动的物质基础，必须通过经络才能输布周身，滋养脏腑和其他器官，并发挥其营养脏腑组织、抗御外邪、保卫机体的作用。

## 感应、传导作用

经络的感应传导作用主要表现为感应刺激、传导信息，也就是当人受到刺激时，会通过经络传递信息。当人体的某一部位受到刺激时，这个刺激就会沿着经脉传入人体内与之有关的脏腑，使该脏腑的功能发生变化。

## 调节作用

经络的调节作用主要表现在其能调节人体的机能活动，使之保持协调和平衡。经络对各脏腑、形、体官窍的功能活动具有调节作用，正是因为这种调节作用，使得人体复杂的生理活动相互协调，并使人保持健康的状态。

## ◆ 穴位的实质与机体功能

穴位是中国文化和中医学特有的名词，学名腧穴，是人体经络线上特殊的点区部位。绝大多数穴位在人体中所分布的位置都是骨骼的间隙或凹陷里。关于腧穴有许多不同的说法，大部分研究者相信，人体穴位是既与神经系统密切相关，又与血管、淋管、肌肉等组织有关的复杂综合结构及其机能。穴位在人体中起着重要的作用，主要体现在以下两个方面。

## 反应病证，协助诊断

穴位在病理状态下具有反应病候的作用。比如说，肺脏疾病患者，肺俞、中府等穴常有压痛、过敏及皮下结；胃肠疾病患者，常在足三里、地机等穴出现压痛过敏，有时可在第五至第八胸椎附近触到软性异物。

正是由于穴位反应病证的作用，现代临床上常用指压背俞穴、募穴、郄穴、原穴的方法，察其穴位的压痛、过敏、肿胀、硬结、凉、热，以及局部肌肉的坚实虚软程度，并审其皮肤的色泽、瘀点、丘疹、脱屑、肌肉的隆起、凹陷等来协助诊断。

## 接受刺激，防治疾病

穴位在防治疾病的方面又可从其近治作用、远治作用和特殊作用三面来论述。

近治作用是所有穴位的主治作用所共有的，通过任何穴位都能治疗该穴位所在部位及邻近部位组织和器官的病证。远治作用是在近治作用的基础上，对穴位治疗法更进一步的补充。通过有些穴位不仅能治其所在部位及邻近部位的病证，还能治本经循行所涉及的远隔部位的组织、器官、脏腑的病证，有的甚至能治疗全身部位的病症。特殊作用是指针刺某些穴位对机体的不同状态，可起着双重性的良性调整作用。

## ◆ 宝宝经络按摩的作用

宝宝经络按摩是一种良性的、有序的和具有双向调节作用的物理刺激，易被宝宝感知，从而产生功效。按摩对治疗一般发热性疾病、急慢惊风、消化不良、呕吐、便秘、腹痛、痢疾、疳积、痫症、咳嗽、夜啼、脐风、重舌、木舌、口疮等疾患具有良好的功效。其作用主要有以下几点。

### 1. 保护皮肤组织

皮肤是直接接受按摩治疗的人体组织，具有调节机体温度和保护皮下组织不受伤害的功能。摩法、揉法等手法都很容易使宝宝皮肤毛细血管扩张、皮肤温度升高，从而达到保护皮肤的效果。

### 2. 提高宝宝免疫力

宝宝的脏腑娇嫩，各器官功能发育不完善。因此，宝宝对各种疾病的防御能力较弱，易患各种疾病。按摩具有疏经通络、行气活血、濡润筋骨、滑利关节和全面调整阴阳平衡的作用，可增强宝宝免疫力和抵抗力，改善宝宝体质，减少生病。健康宝宝坚持经络按摩，也可进一步增强体质，一旦有外邪侵袭时，可以降低患病率，即使患病也好得更快。

### 3. 纠正异常解剖位置

关节错位、肌腱滑脱等有关组织解剖位置异常而致的病症，均可通过按摩得以纠正。如宝宝桡骨小头半脱位，患肢活动障碍处于强迫体位，只要运用正确的按摩手法，就可使病情得到改善。

### 4. 改善血液循环

按摩能增加毛细血管的数量，增大管径，使血液循环得到改善。当宝宝生病时，还能促进病变组织血管网的重建，使血管壁恢复弹性，并改善管道的通畅性能，降低血液流动的外摩擦力。

### 5. 增进食欲，促进消化

对宝宝进行按摩能刺激身体产生更多的激素，并促进胰岛素及胰高血糖的分泌，从而提高宝宝的进食量。还可促进胃酸分泌，加强胃窦收缩和消化道功能，促进食物消化和排泄。

## 6. 调节神经系统

宝宝经络按摩可降低周围感觉神经末梢的兴奋性，如当宝宝感到身体疼痛时，按摩可起到很好的缓解作用。按摩腹部可通过植物神经的作用，刺激消化腺分泌，增进消化吸收和调节胃肠蠕动功能，从而使内脏、血管、腺体的活动功能增强。背俞穴的按摩治疗，可通过神经反射，影响脊髓和大脑的调节功能，从而使相应脏器的功能发生变化。经常给宝宝按摩还可以减轻机体的应激反应。

## 7. 改善宝宝睡眠

宝宝正处于生长发育的重要阶段，神经系统尚未发育成熟，容易产生疲劳。按摩可以改善宝宝的睡眠状态，使其容易进入深层睡眠，从而保持愉快的情绪并诱发食欲，这对宝宝的成长大有裨益。

## 8. 调节情绪

轻柔的按摩手法能使宝宝情绪放松和稳定，尤其是对新生宝宝来说，常因不适应新环境而哭闹，这时宝宝身体会产生压力激素，使免疫力下降。如果常给他们做按摩，能帮助他们降低压力激素，稳定情绪，尽快适应新环境。按摩不仅对器质性病变是一种有效的治疗方法，而且也是心理治疗的一种手段。当宝宝身体感到不适时，对其进行轻柔的按摩还能减轻身体不适或消除心理上对疾病的不良反应。

## 9. 促进宝宝发育

宝宝手部有众多的肌肉、关节，这些部位的运动受大脑的指挥和调控。因此经常按摩宝宝的双手，多搓摸手指，可使手指更加灵活自如，而且能强化手、脑的反射，从而促进智力发育。

宝宝经络按摩简便、实用，疗效确切，对缓解和治疗 6 岁以下宝宝的多种病症发挥着重要作用。按摩还解决了宝宝服药困难的问题，可以起到与服药治疗疾病同等的功效，有时效果还会更好。不过，要想宝宝通过经络按摩保持健康和活力，家长必须要正确掌握穴位和运用按摩手法。

## ◆ 成人与宝宝穴位的异同

宝宝尚在发育中，其穴位与成人的有很大区别。成人的脏腑功能已经十分完善，按摩穴位以十四经络为主，而宝宝的按摩穴位除了包含十四经穴、经外奇穴、阿是穴之外，还有相当部分的穴位是其特有的，如山根、端正等穴。

按照经穴的分布特点，宝宝的穴位可分为三种类型："点"状穴位，是由点组成，这些穴位和成人的穴位相差不大，如三里穴等，在按摩时可多用掐法、揉法；"线"状穴位，是从某点到另一点组成的线状，穴位有明显的起止，如三关穴等，在按摩时多用推法、捏脊法；"面"状穴位，是有一定面积的穴位，如脾经穴等，在按摩时可用摩法。宝宝经络穴位的关键部分都集中在五指、小手腕和脊背上。如五指分别与脾、肝、心、肺、肾密切相连，如果想对宝宝的脏腑进行调理，可按摩与五指相对应的穴位。

较于成人而言，宝宝的体质更弱些，也更易遭受细菌和病毒的入侵。正是因为宝宝与成人的穴位和体质的不同，所以和成人按摩相比，宝宝按摩有其独特之处。由于宝宝的生理特点，有一些穴位，如七节骨、天柱骨、胁肋等，只有在宝宝12岁以前才有感应，而成人是没有反应的。宝宝按摩的操作手法也要比成人的轻柔，并且适当的缓慢，一般以揉、推、捏、搓法为主，关节不可随便乱拉、抖、摇、扳，以免伤到宝宝。宝宝按摩还需要用到一些特殊手法，如剑指，这在成人按摩中是没有的。宝宝按摩的时间也应比成人的短，而成人按摩适用的病症范围也比宝宝更为广泛。

宝宝的穴位有些名称与成人一样，但位置却不一样；有些是位置一样，但名称却不一样。宝宝按摩中也常用到一些成人按摩的穴位，因其定位方法相同，临床作用也相似。因此在按摩过程中应正确把握穴位的位置和治疗作用。

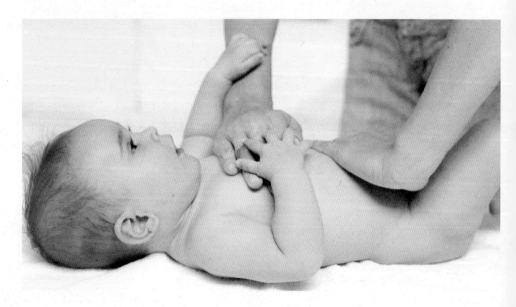

## ◆ 宝宝经络按摩的操作原则

宝宝的经络按摩与成人按摩大不同，由于儿童的皮肤较成人的娇嫩，对外界的刺激较为敏感，如果在按摩前不做好各种准备，很可能会遭到宝宝的拒绝，甚至是哭闹不止。因此为宝宝按摩时，遵循一定的原则是十分有必要的。

### 1. 宝宝经络按摩的总操作原则

（1）宝宝的皮肤最是娇嫩，大人给宝宝按摩的时候，一定要控制好力度。给宝宝按摩的力度应从轻到重，循序渐进，以孩子皮肤微微发红为度，切不可用太大的力气，否则会伤害宝宝。

（2）给孩子按摩时，最好配合使用一些介质。按摩介质可以润滑皮肤，并减少对皮肤的伤害。恰当地使用按摩介质，还能增强按摩功效，起到事半功倍的效果。家长在选择介质时，可以选择以下几种：医用滑石粉，可以减少摩擦；爽身粉，可以保护宝宝的皮肤；鸡蛋清，可以润滑宝宝皮肤，还有清热的作用；葱、姜水，除了对宝宝皮肤有益，冬、春季节使用，还可以驱散外邪；宝宝外感发热时，也可以使用凉水。

（3）在儿童经络按摩过程中，上肢的穴位一般不分男女，以按摩左手为主，可将按摩的手法与具体穴位结合在一起灵活运用。按摩的顺序应该是先头面，其次是上肢，再次是胸腹腰背，最后是下肢。

（4）在宝宝身体状况正常的情况下，给宝宝按摩的时间一般是在两餐之间，不疲劳也不饥饿的时候进行较适合。父母在为宝宝进行按摩时，千万不能在饭后马上按腹、揉臂，这样容易引起宝宝呕吐或腹部不适。

（5）父母在给宝宝按摩的时候一定要充满爱心和自信，应在心平气和的状态下进行，不要有太大的心理负担，更不能因为宝宝乱动而对其大声说话或生气。为宝宝按摩是一个非常好的亲子交流的机会，父母可以一边给孩子按摩，一边轻缓地和孩子说说话，这样宝宝会比较听话，按摩的效果也更佳。

（6）宝宝按摩一般适合0～6岁的孩子，未满6个月的宝宝进行按摩时要特别注意轻重。

（7）为宝宝按摩时，室内应保持一定温度，不宜过冷或过热。夏天室内要通风，不可太闷，寒冬时节，应打开暖气或空调将温度调高，因为宝宝按摩时是光着身子的，容易感冒。按摩时，除了室内环境应保持洁净，光线也应充足，这样可以更好地观察宝宝按摩后的反应。按摩结束后宝宝还应避风。

## 2. 宝宝经络按摩的时间与速度掌握

宝宝经络按摩的时间，应根据宝宝年龄的大小、体质的强弱、疾病的缓急、病情的轻重以及手法的特性等方面来定。按摩的次数宜每天进行 1 ~ 2 次，有一般常见病的宝宝，例如感冒、腹胀、腹泻、发热等，需要连续按摩 5 ~ 7 日，每日 1 次；病情较重的宝宝，可每日按摩 2 次；有慢性疾病的宝宝，应连续按摩 1 ~ 2 日，每日 1 次，稍微好转后改为隔日 1 次，快好时，可改为每周 1 次；患有急性热病的宝宝，可每天按摩 2 次。以上可见，宝宝按摩的次数主要根据具体情况而定。

宝宝每次按摩的时间也需根据具体情况而定。一般而言，每次按摩的时间应为 10 ~ 15分钟，不可超过 20 分钟。患有慢性疾病的宝宝，需进行长期治疗，一个疗程为 7 次左右，当一个疗程结束后，应休息 1 ~ 2 天，再进行下个疗程。

不同的按摩手法，操作的时间和次数也有所不同。采用推法、揉法操作的按摩次数要多一些，时间也要长一些；采用掐法操作的次数少些，时间也短些。用弱刺激手法时，如推、摩、揉、运等，每个穴位可按 50 ~ 100 次，时间为 3 ~ 5 分钟；用强刺激手法时，如掐、拿、捏等，每次只需 3 ~ 5 次，而且应该在后面操作，以免宝宝哭闹影响按摩效果。

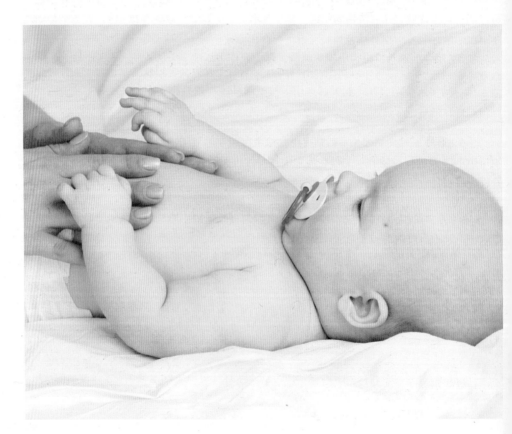

◆ 宝宝经络按摩的注意事项

给宝宝按摩的好处有很多，操作也不算复杂，父母平时在家就可给宝宝做。但是宝宝比较敏感，稍不留意就会造成他们的不适，因此父母在为宝宝按摩前，了解一些按摩的注意事项显得很重要。

## 1. 注意按摩过程中的细节

（1）按摩时应保持宝宝身心愉悦。按摩前就可先放些柔和的音乐来转移宝宝对按摩的注意力。可根据宝宝的性格和喜好选择不同类型的音乐，外向活泼型的宝宝，宜选择旋律较为欢快的音乐；内向文静型的宝宝，宜选择较为轻柔的音乐。有些宝宝当听到某一首歌曲时，会表现得很安静，按摩时也可以选择这种歌曲。

（2）给宝宝按摩的时候，最好不要隔着衣服，应解开衣服，大人的手应接触皮肤，并直接在皮肤上进行。这样可以避免按摩时，衣服摩擦皮肤带来的不适感，宝宝皮肤娇嫩，这样也不容易伤害到皮肤。

（3）按摩前家长应将指甲修剪圆滑，以免操作中划破宝宝的皮肤。家长也应勤洗手，保持清洁卫生，避免损伤宝宝皮肤，造成感染。在寒冷的季节，按摩前家长要记得先温暖双手，以免引起宝宝不适，产生惊慌。

（4）按摩时，宝宝因不明原因，容易哭闹，产生抵触情绪。因此按摩的时候最好先轻轻进行局部按摩，让宝宝肌肉放松，能减少恐惧。

（5）按摩后，宝宝会消耗一定的体力，这时可根据宝宝体重的轻重，补充适量温开水。

（6）按摩的时候，如果宝宝排斥，哭闹较厉害，需要中断，可在孩子变得安静时，再继续按摩，或者可以等孩子睡着以后再进行。

（7）应根据宝宝的体质选择按摩方法，不适合宝宝体质的按摩方法只会增加其不适感，引发宝宝的情绪波动。宝宝的体质一般是由先天决定的，也可以在后天的成长过程中形成，每个宝宝的体质都不一样。根据宝宝体质有针对性地按摩才能达到理想效果。

（8）随时观察宝宝的喜好与状况，依情况增减按摩动作，如果宝宝不想躺下，可改为抱着宝宝按摩，同样能达到一定的效果。如果宝宝只喜欢你按摩肩膀，那就只按肩膀即可，不用勉强他接受按其他部位，否则会让他更加排斥。

## 2. 宝宝在哪些情况下不适宜按摩

在某些情况下，宝宝是不适宜进行按摩的。那些不宜进行宝宝经络按摩的症状称之为宝宝经络按摩的禁忌症，主要有以下一些情况。

患有猩红热、肝炎、肺结核等急性传染病的宝宝；骨与关节结核和化脓性关节炎患儿；极度虚弱的危重病患儿和严重的心脏、肝脏、肾脏疾病患儿。以上情况的患儿都不适宜用按摩缓解病情，而是应及早就医。诊断不明、不知道治疗原则的疾病也不适宜使用按摩治疗，只有确诊了病症，才能根据实际情况对宝宝进行按摩，切不可乱来。各种患恶性肿瘤的部位；出血性疾病，或者正在出血和内出血的部位，也是不能按摩的。

此外，宝宝在皮肤发生烧伤、烫伤、擦伤、裂伤以及生有疖疮等情况时，局部不宜进行按摩；患有局部红、肿、热、痛的皮肤感染性疾病，如脓肿、丹毒、骨结核、骨髓炎等时，不宜进行按摩；按摩前应检查宝宝是否有损伤后引起的各种骨折、脱位等现象，如发现有骨折早期、脱臼等这些情况时，不宜进行按摩；当宝宝出现高热、惊厥等危重症候时，应去医院就医，而不应该在家用按摩来缓解症状。

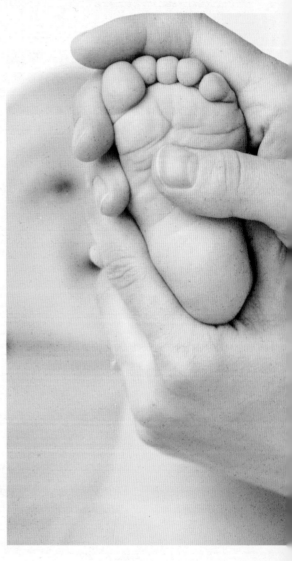

为宝宝按摩的初衷是想当宝宝出现一些症状时，为其缓解病情，并增进其食欲、提高机体免疫力和抵抗能力，但如果操作不当反而会引起一系列不良反应。因此，在实践的过程中，一定要细心观察宝宝的身体变化和按摩时的反应，当宝宝稍有不适时，就应该停止或调整按摩手法。按摩时尽量根据病情遵照医生的嘱咐来操作。

在为宝宝按摩前，如何取穴是家长较为关心的问题，人体的穴位众多，在看不见、摸不着的情况下，必须根据专业的指导找到穴位。如果取穴不对，会无法达到预期的效果。宝宝取穴的方法有多种，只要采取正确的方式即可。

## 1. 手指度量法

按摩取穴的方法很多，中医上采用最普遍的是以被按摩者的手指作为标准来定取穴位的方法，即手指同身寸取穴法。需要注意的是，这里所说的"同身寸"与日常生活中所用的长度单位"寸"并不是同一概念。给宝宝按摩时，就必须用宝宝的手指来测量定穴，具体的尺寸定夺方法是：以孩子拇指关节的横度或中指中节屈曲时手指内侧两端横纹头之间的距离作为 1 寸；以孩子食指和中指并指的横度为 1.5 寸；以孩子食指、中指和无名指并指的横度作为 2 寸；以孩子食指、中指、无名指、小指并拢，以中指中节横纹处为准，四指横度作为 3 寸。

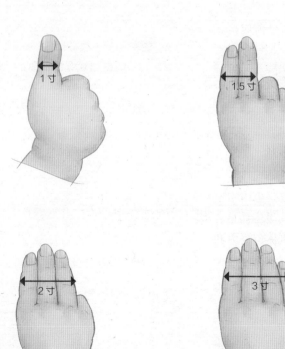

## 2.体表标志法

可分为固定标志和活动标志两类。固定标志是指，利用五官、毛发、瓜甲、乳头以及骨节凸起、凹陷、肌肉隆起等部位作为取穴标志。如印堂位于两眉中间，膻中位于两乳中间等。活动标志是指，利用关节、肌肉、皮肤，随活动而出现的空隙、凹陷、皱纹等作为取穴标志。这是需要做出相应的动作姿势才能显现的标志，如张口取耳屏前凹陷处即为听宫穴，取阳溪穴时应将拇指翘起。

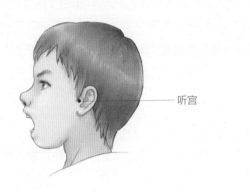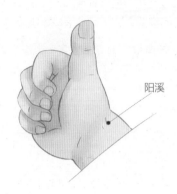

## 3.感知法

身体感到异常时，用手指压一压、捏一捏、摸一摸，如果有痛、硬结、痒等感觉，或和周围皮肤有温度差，或皮肤出现黑痣、斑点，那么那个地方就是所要找的穴位。感觉疼痛的部位，或者按压时有酸、麻、胀、痛等感觉的部位，可以作为阿是穴治疗。阿是穴一般在病变部位附近，也可在距离病变部位较远的地方。

## 4.简单取穴法

这是一种简单易行的取穴方法。如两手虎口自然平直交叉，在食指端到达处为列缺穴；垂肩屈肘时可取章门穴。

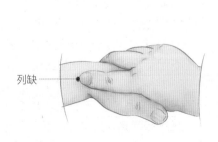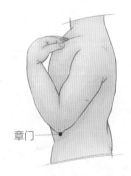

# 宝宝经络按摩的基本手法

宝宝经络按摩的手法有多种，有些操作手法又可分为几个小手法，运用每一种手法操作的时间和力度等都有区别。此处介绍的按摩手法主要适用于 3 岁以下的宝宝，对于 3 岁以上的宝宝，家长可参考成人按摩的手法加以练习。一般来说主要有以下几种操作手法。

## ◆ 推 法

推法是指用拇指或食、中二指指面沿同一方向运动，可分为直推法、旋推法、分推法、合推法四种。直推法：用拇指在穴位上做直线推动；分推法：用两手拇指桡侧或罗纹面，自穴位中间向两旁作分向推动；合推法：以两拇指罗纹面自穴两旁向穴中推动合拢；旋推法：以拇指罗纹面在穴位上做顺时针方向旋转推动。

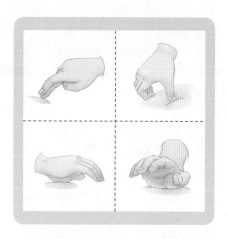

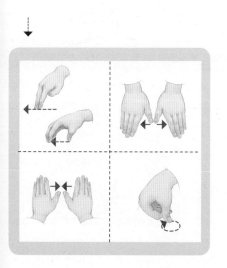

## ◆ 揉 法

揉法是指以中指或拇指指端，或掌根，或大鱼际，吸定于一定部位或穴位上，做顺时针或逆时针方向旋转揉动，可分为中指揉法、拇指揉法、大鱼际揉法、掌根揉法四种。操作时压力轻柔而均匀，手指不要离开接触的皮肤，使该处的皮下组织随手指的揉动而滑动，不要在皮肤上摩擦，频率每分钟200～300次。

## ◆ 运　法

运法是指以拇指或中指指端在一定穴位上，由此往彼做弧形或环形推动。此法宜轻不宜重，宜缓不宜急，要在体表旋绕摩擦推动，不带动深层肌肉组织，频率每分钟为 80 ~ 120 次。

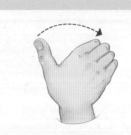

## ◆ 摩　法

摩法是指用食指、中指、环指罗纹面附着于一定部位或穴位上，以腕关节连同前臂做顺时针或逆时针方向环形移动摩擦，可分为指摩法和掌摩法。操作时手法要轻柔，速度均匀协调，压力大小适当，频率每分钟 120 ~ 160 次。

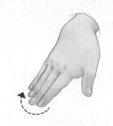

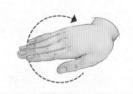

## ◆ 掐　法

掐法是指用指甲着力重按穴位。这是强刺激手法之一。掐时要逐渐用力，达深透为止，注意不要掐破皮肤。掐后轻柔局部，以缓解不适之感，故临床上常与揉法配合应用。

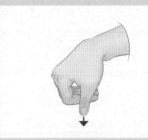

## ◆ 拿　法

拿法是指用拇指和食、中两指，或用拇指和其余四指作相对用力，在一定的部位和穴位上进行节律性的捏提。操作时，用劲要由轻而重，不可突然用力，动作要缓和而有连贯性。

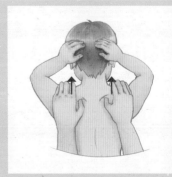

## ◆ 捏脊法

捏脊法是指用拇指桡侧缘顶住皮肤，食指、中指前按，三指同时用力提拿皮肤，双手交替捻动向前；或食指屈曲，用食指中节桡侧顶住皮肤，拇指前按，两指同时用力提拿皮肤，双手交替捻动向前。操作时捏起皮肤多少及提拿用力大小要适当，不可拧转。捏得太紧，不容易向前捻动推进，捏少了则不易提起皮肤。

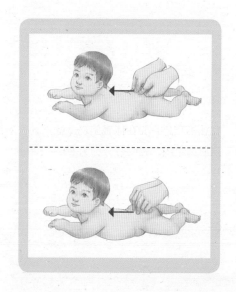

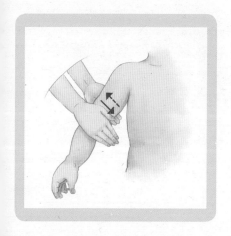

## ◆ 搓 法

搓法是指用双手的掌面夹住或贴于一定部位，相对用力做快速搓转或搓摩，同时做上下往返的移动。操作时双手用力要对称，搓动要快，移动要慢。

## ◆ 捣 法

捣法是指用中指指端，或食、中指屈曲的指骨间关节，做有节奏的叩击穴位的方法。操作时指骨间关节要自然放松，以腕关节屈伸为主动，捣击时位置要准确，用力时腕部要富有弹性，捣后指端或指骨间关节立即抬起。

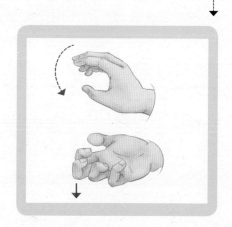

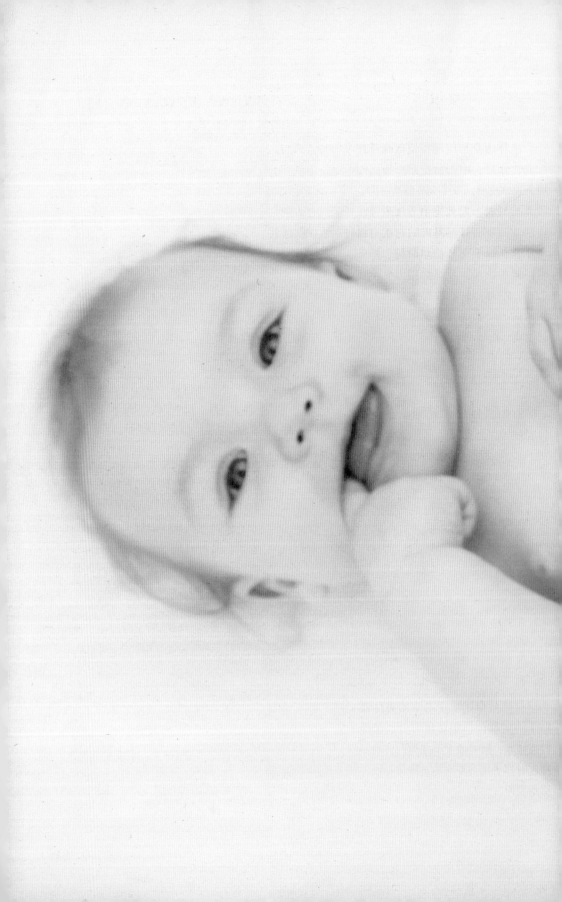

# Chapter 2 保证宝宝健康平安的枢纽——特效穴位

本章集中介绍了宝宝全身按摩的特效穴位，分为头、面、颈部，胸腹部，腰背部，上肢部和下肢部五大部分，每个穴位主要包括了准确定位、深层定位和功效主治三项内容，并配以直观的穴位定位图，让零基础的爸爸妈妈轻松掌握按摩特效枢纽，保证宝宝健康平安。

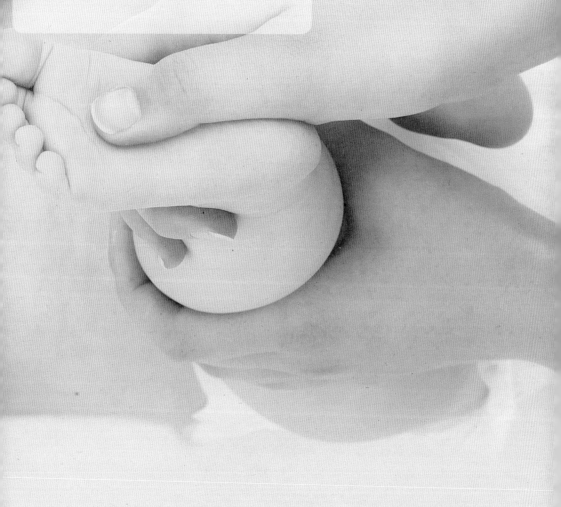

# 头、面、颈部特效穴位

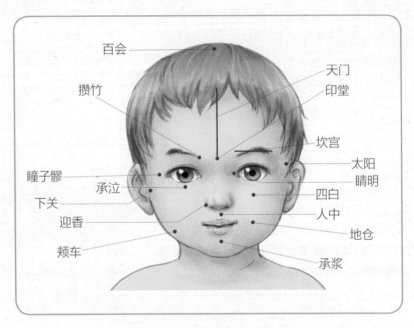

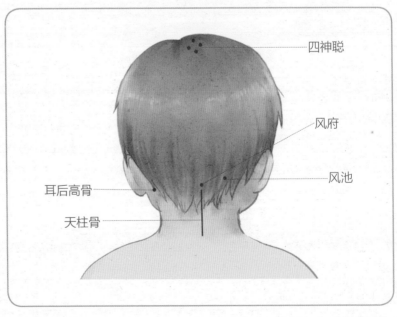

## ◆ 天门：疏风解表治头痛

### 【准确定位】
两眉中间至发际成一直线。

### 【功效主治】
用两拇指自眉心交替直推至前发际，称开天门。开天门具有疏风解表、开窍醒脑、镇静安神的作用，常用于外感发热、头痛等症。需要注意的是，体质虚弱、出汗较多以及患有佝偻病的宝宝慎用。

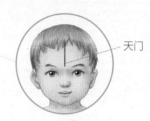

天门

## ◆ 坎宫：醒脑明目治感冒

### 【准确定位】
自眉头起沿眉向眉梢成一直线。

### 【功效主治】
用两拇指自眉心沿两侧眉梢做分推，其余四指轻放在头部两侧固定，称推坎宫。推坎宫能疏风解表、醒脑明目、止头痛，常用于治疗外感发热、头痛等，与推攒竹、运太阳、揉耳后高骨并称为"治外感四大手法"。

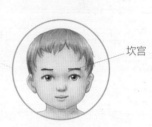

坎宫

## ◆ 百会：安神镇惊告别夜啼

### 【准确定位】
位于人体的头顶正中央，当前发际线正中直上5寸，两耳尖连线中点处。

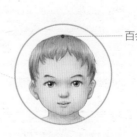

百会

### 【深层定位】
在帽状腱膜中；有左右颞浅动、静脉及左右枕动、

静脉吻合网；布有枕大神经及额神经分支。

### 【功效主治】
百会穴能通调全身机能，安神镇静，可缓解小儿头痛、头重脚轻、目眩、失眠等症状，让孩子告别夜啼。

## ◆ 四神聪：益智补脑止头痛

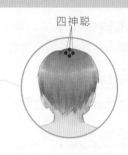

四神聪

**·【准确定位】**

百会穴前后左右各1寸处，共4穴。

**·【深层定位】**

在帽状腱膜中，有枕动、静脉，颞浅动、静脉顶支
和眶上动、静脉的吻合网，有枕大神经、耳颞神经
及眶上神经的分支。

**·【功效主治】**

常按四神聪，能益智补脑，可改善小儿多动症、头痛、眩晕、失眠等症状。

## ◆ 太阳：宁神明目祛头痛

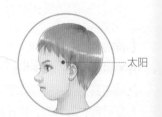

太阳

**·【准确定位】**

眉梢与目外眦之间，向后约一横指的凹陷处。

**·【深层定位】**

在颞筋膜及颞肌中；有颞浅动脉、颞浅静脉，布有
上颌神经、下颌神经和面神经的颞支等。

**·【功效主治】**

用拇指推运太阳穴，称运太阳。外感头痛用泻法，外感表虚、内伤用补法。按摩此穴具
有疏风解表、清热、明目、止头痛的作用，主要用于外感发热，还可治疗近视。

## ◆ 印堂：外感发热好得快

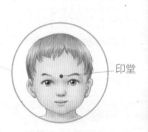

印堂

**·【准确定位】**

位于前额部，当两眉头连线与前正中线之交点处。

**·【深层定位】**

在降眉间肌及皱眉肌中；有滑车上动脉和眶上动脉
的分支及其同各静脉；布有面神经的颞支。

**·【功效主治】**

长期按摩可以清头明目、疏理气机，主要治疗小儿惊风、感冒、外感发热等病症。

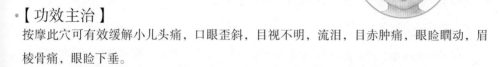

## ◆ 攒竹：缓解头痛又明目

**【准确定位】**
在面部，当眉头陷中，眶上切迹处。

**【深层定位】**
有额肌及皱眉肌；当额动、静脉处。

**【功效主治】**
按摩此穴可有效缓解小儿头痛，口眼歪斜，目视不明，流泪，目赤肿痛，眼睑瞤动，眉棱骨痛，眼睑下垂。

## ◆ 睛明：明目护眼全靠它

**【准确定位】**
位于面部，目内眦角稍上方凹陷处。

**【深层定位】**
在眶内缘睑内侧韧带中，深部为眼内直肌；有内眦动、静脉和滑车上下动、静脉，深层上方有眼动、静脉本干；布有滑车上、下神经，深层为眼神经。

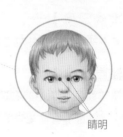

**【功效主治】**
按摩睛明穴可明目护眼、缓解视疲劳，有效缓解小儿目赤肿痛、迎风流泪等病症。

## ◆ 瞳子髎：祛风止痛护眼有功劳

**【准确定位】**
位于面部，当目外眦外侧 0.5 寸凹陷中。

**【深层定位】**
有眼轮匝肌，深层为颞肌；当颧眶动、静脉分布处；布有颧面神经和颧颞神经，面神经的额颞支。

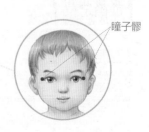

**【功效主治】**
按摩瞳子髎穴，可以治疗常见的眼部疾病，如迎风流泪、远视不明、目痛、目赤等。

## ◆ 承泣：清热明目防近视

• 【准确定位】
位于面部，瞳孔直下，当眼球与眼眶下缘之间。

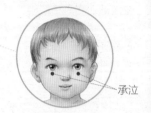
承泣

• 【深层定位】
在眶下缘上方，眼轮匝肌中，深层眶内有眼球下直肌，
下斜肌；有眶下动、静脉分支，眼动、静脉的分支。

• 【功效主治】
承泣穴历来是治疗眼疾的主要穴位之一，有清热解毒之效，可有效缓解小儿近视、目赤肿痛、夜盲、流泪等症状。

## ◆ 四白：散风明目治口眼㖞斜

• 【准确定位】
位于人体面部，瞳孔直下，当眶下孔凹陷处。

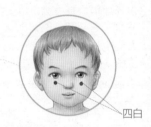
四白

• 【深层定位】
当眼轮匝肌和上唇方肌之间；有面动、静脉分支，
眶下动、静脉有面神经分支，当眶下神经处。

• 【功效主治】
祛风明目、通经活络，可缓解小儿目赤肿痛、口眼斜、青光眼等症状。

## ◆ 迎香：通鼻窍治鼻炎

• 【准确定位】
位于鼻翼外缘中点旁，当鼻唇沟中。

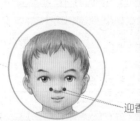
迎香

• 【深层定位】
在上唇方肌中；有面动、静脉及眶下动、静脉分支；
布有面神经与眶下神经的吻合丛。

• 【功效主治】
适当刺激迎香穴，有祛风止痉、通经活络、宣通鼻窍之功效。

## ◆ 人中：惊厥窒息急救有特效

• 【准确定位】
位于人体的面部，当人中沟的上 1/3 与中 1/3 交点处。

• 【深层定位】
在口轮匝肌中；有上唇动、静脉；布有眶下神经支
及面神经颊支。

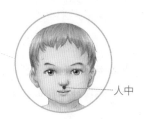

人中

• 【功效主治】
此穴为急救昏厥要穴，具有醒神开窍、镇静安神、解痉通脉等功效，主治癫狂痫、中风昏迷、
小儿惊风、面肿、腰背强痛等症。

## ◆ 地仓：缓解面神经麻痹

• 【准确定位】
在面部，口角外侧，上直对瞳孔。

• 【深层定位】
在口轮匝肌中，深层为颊肌；有面动、静脉；布有面
神经和眶下神经分支，深层为颊肌神经的末支。

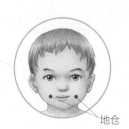

地仓

• 【功效主治】
舒筋活络、活血化瘀，主治口眼歪斜、流涎、眼睑瞤动、齿痛、颊肿、面神经麻痹等病症。

## ◆ 颊车：疏风通络止牙痛

• 【准确定位】
在面颊部，下颌角前上方，耳下大约一横指处，咀
嚼时肌肉隆起时出现的凹陷处。

• 【深层定位】
下颌角前方，有咬肌；有咬肌动、静脉；布有耳大
神经，面神经及咬肌神经。

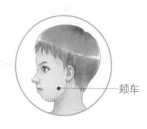

颊车

• 【功效主治】
常按颊车穴有祛风清热、消炎止痛的功效，主治牙髓炎、腮腺炎、下颌关节炎等病症。

## ◆ 承浆：让孩子不再流口水

• 【准确定位】

位于面部，当颏唇沟的正中凹陷处。

• 【深层定位】

在口轮匝肌和颏肌之间；有下唇动、静脉分支；布
有面神经及颏神经分支。

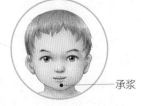

承浆

• 【功效主治】

常按承浆穴具有生津敛液、舒经活络的功效，可缓解小儿口眼歪斜、齿痛、龈肿等症状，
让孩子不再流口水。

## ◆ 下关：消肿止痛效更佳

• 【准确定位】

在面部耳前方，当颧弓与下颌切迹所形成的凹陷中。

• 【深层定位】

当颧弓下缘，皮下有腮腺，为咬肌起始部；有面横动、
静脉，最深层为上颌动、静脉；正当面神经颧眶支
及耳颞神经分支，最深层为下颌神经。

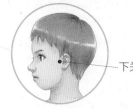

下关

• 【功效主治】

下关穴能疏通经络、消肿止痛，善治耳聋、耳鸣、聤耳、齿痛、口噤、口眼歪斜等病症。

## ◆ 耳后高骨：治疗感冒特效穴

• 【准确定位】

位于耳后入发际高骨下的凹陷中，即乳突后缘下陷中。

• 【功效主治】

按摩耳后高骨穴能疏风解表、安神止痛，可缓解小
儿感冒、头痛、惊风、烦躁不安等症状。

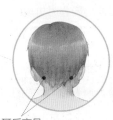

耳后高骨

## ◆ 风府：清热散风通关窍

### ·【准确定位】
在项部，当后发际正中直上1寸，枕外隆凸直下，
两侧斜方肌之间凹陷处。

### ·【深层定位】
在项韧带和项肌中，深部为环枕后膜和小脑延髓池；
有枕动、静脉分支及棘间静脉丛；布有第三颈神经
和枕大神经支。

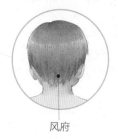

风府

### 【功效主治】
风府穴具有清热散风、通关开窍的功效，可适用于癫狂、痫证、癔病等病症。

## ◆ 风池：发汗解表感冒好得快

### ·【准确定位】
位于项部，当枕骨之下，与风府相平，胸锁乳突肌
与斜方肌上端之间的凹陷处。

### ·【深层定位】
在胸锁乳突肌与斜方肌上端之间的凹陷中，深层为
头夹肌；有枕动、静脉分支；布有枕小神经之支。

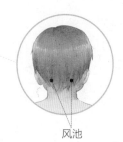

风池

### 【功效主治】
风池穴具有发汗解表、祛风散寒之效，可改善感冒、头痛、发热无汗、落枕等病症。

## ◆ 天柱骨：治疗感冒止呕吐

### ·【准确定位】
颈后发际正中至大椎成一直线呈线状穴。

### ·【功效主治】
用拇指或食指自上而下直推，称推天柱。推天柱骨
具有降逆止呕、清热解表的功效。此外，小儿感冒、
项强、惊风、咽痛等，都可以通过按摩此穴位治疗。

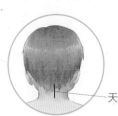

天柱骨

● Chapter 2 保证宝宝健康平安的枢纽——特效穴位

# 胸腹部特效穴位

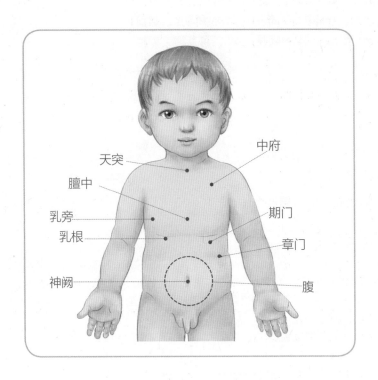

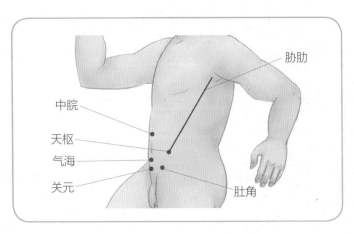

## ◆ 中府：清肺热止咳喘

**【准确定位】**

在胸外侧部，平第一肋间隙处，距前正中线6寸。

**【深层定位】**

内侧深层为第一肋间内、外肌；上外侧有腋动、静脉，胸肩峰动、静脉；布有锁骨上神经中间支，胸前神经分支及第一肋间神经外侧皮支。

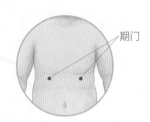

中府

**【功效主治】**

清肺热、止咳喘是按摩中府穴的主要功效，常用于治疗咳嗽、哮喘、肺炎、胸痛等。

## ◆ 期门：疏肝理气又活血

**【准确定位】**

在胸部，当乳头直下，第六肋间隙，前正中线旁开4寸。

**【深层定位】**

有腹直肌，肋间肌；有肋间动、静脉；布有第六、七肋间神经。

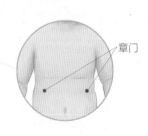

期门

**【功效主治】**

按摩期门穴能帮助宝宝疏肝理气活血，可防治胸胁胀满疼痛、腹胀、泄泻、奔豚等病症。

## ◆ 章门：健脾散结疏肝气

**【准确定位】**

在侧腹部，当第十一肋游离端的下方。

**【深层定位】**

有腹内、外斜肌及腹横肌；有肋间动脉末支；布有第十、十一肋间神经；右侧当肝脏下缘，左侧当脾脏下缘。

章门

**【功效主治】**

章门穴有疏肝健脾、理气散结的功效，常用于治疗消化不良、痞积、腹痛、腹胀等。

## ◆ 天突：止咳平喘治打嗝

**•【准确定位】**

在颈部，当前正中线上，胸骨上窝中央。

**•【深层定位】**

在左右胸锁乳突肌之间，深层左右为胸骨舌骨肌和
胸骨甲状肌；皮下有颈静脉弓、甲状腺下动脉分支；
深部为气管，再向下，在胸骨柄后方为无名静脉及
主动脉弓；布有锁骨上神经前支。

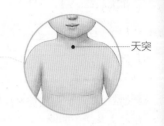

天突

**【功效主治】**

此穴具有降逆止呕、理气平喘的功效，主治小儿打嗝、咳嗽、呕吐、扁桃体炎等。

## ◆ 膻中：胸闷咳嗽就找它

**•【准确定位】**

在胸部，当前正中线上，平第四肋间，两乳头连线
的中点。

**•【深层定位】**

在胸骨体上；有胸廓（乳房）内动、静脉的前穿支；
布有第四肋间神经前皮支的内侧支。

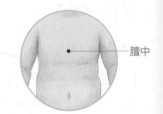

膻中

**•【功效主治】**

小儿多发胸闷、百日咳等，不妨常按摩此穴，可以起到理气止痛、生津增液的作用。

## ◆ 乳旁：理气化痰止咳嗽

**•【准确定位】**

位于乳头外侧旁开 0.2 寸。

**•【功效主治】**

按摩乳旁穴具有宽胸理气、止咳化痰的功效，可用
于预防和治疗打嗝、咳嗽、呕吐、消化不良等。

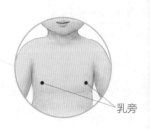

乳旁

## ◆ 乳根：化痰止咳除胸闷

**•【准确定位】**

在胸部，当乳头直下，乳房根部，距前正中线4寸。

**•【深层定位】**

在第五肋间隙，胸大肌下部，深层有肋间内、外肌；
有肋间动脉，胸壁浅静脉；有第五肋间神经外侧皮支，
深层为肋间神经干。

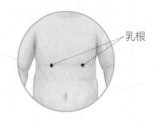

乳根

**•【功效主治】**

按摩乳根穴，能化痰止咳、解除胸闷等，主治咳喘、呕吐、咳嗽和小儿消化不良。

## ◆ 中脘：健脾养胃效更佳

**•【准确定位】**

在上腹部，前正中线上，当脐中上4寸。

**•【深层定位】**

在腹白线上，深部为胃幽门部；有腹壁上动、静脉；
布有第七、八肋间神经前皮支的内侧支。

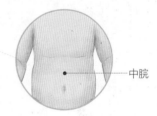

中脘

**•【功效主治】**

中脘穴健脾养胃、降逆利水，主治泄泻、呕吐、腹胀、食欲不振等。

## ◆ 神阙：便秘腹泻不再愁

**•【准确定位】**

在腹中部，脐中央。

**•【深层定位】**

在脐窝正中，深部为小肠；有腹壁下动、静脉；布
有第十肋间神经前皮支的内侧支。

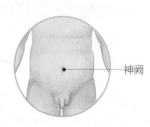

神阙

**•【功效主治】**

按摩宝宝的神阙穴可温阳散寒、消食导滞，对于治疗腹痛、久泄、痢疾、便秘、水肿等
疾病效果显著。

## ◆ 肚角：理气止痛效非常

**•【准确定位】**

在脐下2寸，旁开2寸，大筋上。

**•【功效主治】**

按摩肚角穴的主要功效是理气止痛、消滞止泻，主治腹痛、腹胀、痢疾、泄泻、便秘。

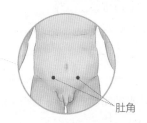

肚角

## ◆ 气海：益气助阳助食欲

**•【准确定位】**

在下腹部，前正中线上，当脐中下1.5寸。

**•【深层定位】**

在腹白线上，深部为小肠；有腹壁浅动脉、静脉分支，腹壁下动、静脉分支；布有第十一肋间神经前皮支的内侧支。

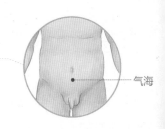

气海

**•【功效主治】**

气海穴可以益气助阳、消食导滞，治疗水肿、腹胀、便秘、泄痢、食欲不振等病症效果显著。

## ◆ 天枢：消食导滞除痢疾

**•【准确定位】**

在腹中部，平脐中，距脐中2寸。

**•【深层定位】**

当腹直肌及其鞘处；有第九肋间动、静脉分支及腹壁下动、静脉分支；布有第十肋间神经分支（内部为小肠）。

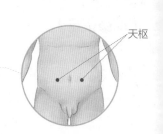

天枢

**•【功效主治】**

按摩天枢穴，具有消食导滞、祛风止痛的功效，可以治疗腹胀肠鸣、急慢性肠胃炎、便秘、泄泻、痢疾等病症。

## ◆ 关元：补脾温肾治疝气

**•【准确定位】**
在下腹部，前正中线上，当脐中下 3 寸。

**•【深层定位】**
在腹白线上，深部为小肠；有腹壁浅动、静脉分支，腹壁下动、静脉分支；布有第十二肋间神经前皮支的内侧支。

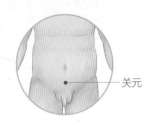

关元

**•【功效主治】**
经常按摩关元穴可以培补元气、补脾温肾，宝宝若出现腹痛、吐泻、疝气、食欲不振、遗尿等，可以按摩此穴。

## ◆ 胁肋：顺气化痰消食积

**•【准确定位】**
从腋下两胁到肚脐旁边 2 寸的天枢穴处，在幼儿按摩中称胁肋。

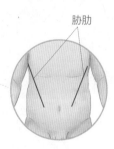

胁肋

**•【功效主治】**
每天按摩宝宝的胁肋 1 ~ 2 次，有顺气化痰、降气消积之功效，可改善痰喘、疳积、消化不良等症状。

## ◆ 腹：改善腹胀和腹痛

**•【准确定位】**
位于腹部，脐周围。

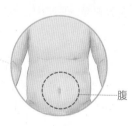

腹

**•【功效主治】**
每天适度按摩宝宝的腹部，能帮助宝宝健脾和胃、理气消食，对于改善便秘、痢疾、消化不良、疳积，治疗腹胀、腹痛等腹部疾病效果显著。

# 腰背部特效穴位

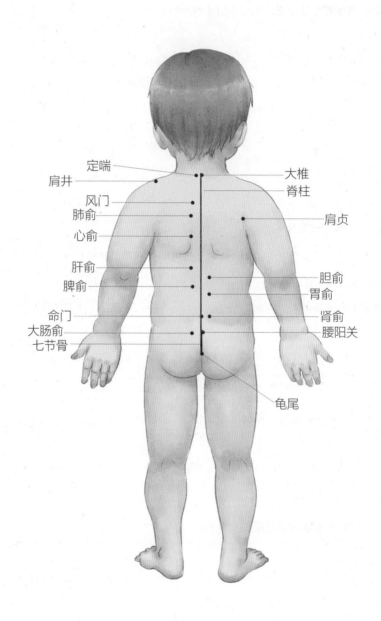

## ◆ 肩井：宣通气血治感冒

- **【准确定位】**
在肩上，前直乳中，当大椎与肩峰端连线的中点上。

- **【深层定位】**
有斜方肌，深层为肩胛提肌与冈上肌；有颈横动、静脉分支；布有腋神经分支，深层上方为桡神经。

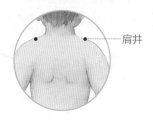

肩井

- **【功效主治】**
按摩肩井穴可以发汗解表、宣通气血，对于治疗感冒、手臂不举有奇效。

## ◆ 大椎：感冒咳嗽都管用

- **【准确定位】**
在后正中线上，第七颈椎棘突下凹陷中。

- **【深层定位】**
在腰背筋膜、棘上韧带及棘间韧带中；有颈横动脉分支，棘间皮下静脉丛；布有第八颈神经后支内侧支。

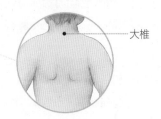

大椎

- **【功效主治】**
大椎穴具有清热解表的功效，对于治疗感冒及其引起的咳嗽有良好的治疗功效。

## ◆ 定喘：定喘止咳有疗效

- **【准确定位】**
在背部，当第七颈椎棘突下，旁开 0.5 寸。

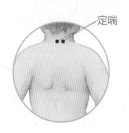

定喘

- **【深层定位】**
在斜方肌、菱形肌、上后锯肌、头夹肌、头半棘肌中，穴区浅层有颈神经后支的皮支分布；深层有颈神经后支的肌支、副神经和颈横动脉、颈深动脉分布。

- **【功效主治】**
定喘穴，顾名思义，具有定喘止咳的功效，尤其对于治疗哮喘、咳嗽、落枕效果显著。

## ◆ 肩贞：醒脑聪耳止疼痛

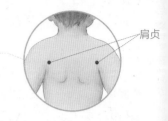

- **【准确定位】**
  在肩关节后下方，臂内收时，腋后纹头上 1 寸。

- **【深层定位】**
  在肩关节后下方，肩胛骨外侧缘，三角肌后缘，下层是大圆肌；有旋肩胛动、静脉；布有腋神经分支。

- **【功效主治】**
  按摩肩贞穴可以醒脑聪耳止疼痛，能改善肩臂疼痛、瘰疬、耳鸣等病症，增强人体免疫力。

## ◆ 风门：缓解咳嗽和气喘

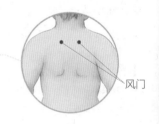

- **【准确定位】**
  在背部，当第二胸椎棘突下，旁开 1.5 寸。

- **【深层定位】**
  有斜方肌、菱形肌、上后锯肌，深层为最肌；有第二肋间动、静脉后支；布有二、三胸神经后支的皮支，深层为第三胸神经后支外侧支。

- **【功效主治】**
  解表通络、止咳平喘，主要用于治疗小儿伤风、咳嗽、发热头痛、项强、胸背痛。

## ◆ 肺俞：保卫孩子肺的生力军

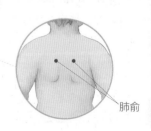

- **【准确定位】**
  在背部，当第三胸椎棘突下，旁开 1.5 寸。

- **【深层定位】**
  有斜方肌、菱形肌，深层为最长肌；有第三肋间动、静脉后支；布有第三或第四胸神经后支的皮支，深层为第三胸神经后支外侧支。

- **【功效主治】**
  疏风解表、宣肺止咳，主要用于治疗发热、咳嗽、鼻塞、流鼻涕等外感病症。

## ◆ 心俞：安神益智更聪明

· 【准确定位】
在背部，当第五胸椎棘突下，旁开 1.5 寸。

· 【深层定位】
有斜方肌、菱形肌，深层为最长肌；有第五肋间动、
静脉后支；布有第五或第六胸神经后支的皮支，深
层为第五胸神经后支外侧支。

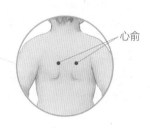
心俞

· 【功效主治】
按摩心俞穴能安神益智、疏肝解郁，治疗心痛、惊悸、吐血、健忘、盗汗等病症。

## ◆ 肝俞：疏肝理气不烦躁

· 【准确定位】
在背部，当第九胸椎棘突下，旁开 1.5 寸。

· 【深层定位】
在背阔肌；有第九肋间动、静脉后支；布有第九或
第十胸神经后支的皮支，第九胸神经后支外侧支。

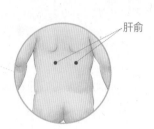
肝俞

· 【功效主治】
按摩肝俞穴，能帮助其疏肝理气、通络明目，辅助治疗黄疸、胁痛、吐血、雀目、脊背痛。

## ◆ 胆俞：疏肝利胆治黄疸

· 【准确定位】
在背部，当第十胸椎棘突下，旁开 1.5 寸。

· 【深层定位】
在背阔肌，最长肌和腱肋肌之间；有第十肋间动、
静脉后支；布有第十胸神经后支的皮支，深层为第
十胸神经后支的外侧支。

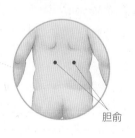
胆俞

· 【功效主治】
胆俞穴的按摩功效是疏肝利胆、清热止痛，可用于治疗小儿黄疸、胁痛、潮热等病症。

## ◆ 脾俞：健脾胃食欲好

- 【准确定位】
在背部，当第十一胸椎棘突下，旁开 1.5 寸。

- 【深层定位】
在背阔肌，最长肌和髂肋肌之间；有第十一肋间动、静脉后支；布有第十一胸神经后支的皮支，深层为第十一胸神经后支肌支。

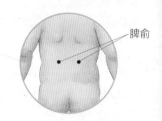

脾俞

- 【功效主治】
健脾和胃、止吐止泻，对于小儿常发生的腹胀、黄疸、呕吐、泄泻、便血有明显的改善效果。

## ◆ 胃俞：和胃助运治腹胀

- 【准确定位】
在背部，当第十二胸椎棘突下，旁开 1.5 寸。

- 【深层定位】
在腰背筋膜，最长肌和髂肋肌之间；有肋下动、静脉后支；布有第十二胸神经后支的皮支，深层为第十二胸神经后支外侧支。

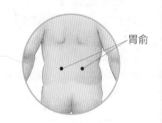

胃俞

- 【功效主治】
按摩胃俞穴有和胃助运、消食化积的功效，主治小儿胃痛、呕吐、腹胀、肠鸣、疳积等。

## ◆ 肾俞：补益身体治遗尿

- 【准确定位】
在腰部，当第 2 腰椎棘突下，旁开 1.5 寸。

- 【深层定位】
在最长肌和髂肋肌之间；有第二腰动、静脉后支；布有第一腰神经后支的外侧支，深层为第一腰丛。

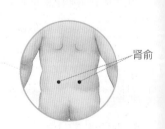

肾俞

- 【功效主治】
益肾助阳、聪耳止喘，按摩肾俞穴可以防治腹泻、腹痛、便秘、遗尿、哮喘、胸胁痛等病症。

## ◆ 命门：温肾壮阳消水肿

· 【准确定位】
在腰部，当后正中线上，第二腰椎棘突下凹陷中。

· 【深层定位】
在腰背筋膜、棘上韧带及棘间韧带中；有腰动脉后
支及棘间皮下静脉丛；布有腰神经后支内侧支。

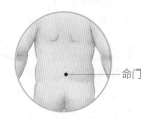

命门

· 【功效主治】
命门穴温肾壮阳，擅消水肿，经常按摩此穴位，可改善遗尿、腹泻、哮喘、水肿、耳鸣等症状。

## ◆ 腰阳关：补肾强腰不遗尿

· 【准确定位】
在腰部，当后正中线上，第四腰椎棘突下凹陷中。

· 【深层定位】
在腰背筋膜、棘上韧带及棘间韧带中；有腰动脉后支，
棘间皮下静脉丛；布有腰神经后支的内侧支。

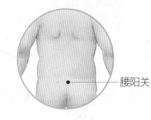

腰阳关

· 【功效主治】
按摩腰阳关穴可起到补肾强腰、强健骨骼的功效，对于治疗遗尿、泄泻、哮喘、小儿麻
痹等有用。

## ◆ 大肠俞：润肠通腑治便秘

· 【准确定位】
在腰部，当第四腰椎棘突下，旁开 1.5 寸。

· 【深层定位】
在腰背筋膜，最长肌和髂肋肌之间；有第四腰动、
静脉后支；布有第三腰神经皮支，深层为腰丛。

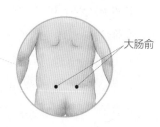

大肠俞

· 【功效主治】
调和肠胃、消食化积，能预防和治疗肠胃疾病，如腹胀、泄泻、便秘等，也能改善腰痛。

## ◆ 脊柱：捏脊推脊理气血

• 【准确定位】

位于大椎至龟尾之间，成一直线。

• 【功效主治】

用拇指和食、中两指相对挟提脊柱，双手交替捻动，向前推进 3 ~ 5 遍，称为捏脊。捏脊能解表通络、补气益血，有助于改善小儿惊风、疳积、便秘等疾病。

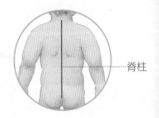

脊柱

## ◆ 七节骨：上推下推要分清

• 【准确定位】

位于第四腰椎至尾椎骨端，成一直线。

• 【功效主治】

七节骨常用于小儿推拿，其中，向上推温阳止泻，并治脱肛；向下推治便秘等症。

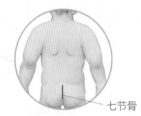

七节骨

## ◆ 龟尾：通调督脉治便秘

• 【准确定位】

位于人体尾骨端下，当尾骨端与肛门连线中点处。

• 【深层定位】

在肛尾膈中；有肛门动、静脉分支，棘间静脉丛之延续部；布有尾神经及肛门神经。

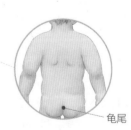

龟尾

• 【功效主治】

龟尾穴又叫做长强穴，常按此穴可以和胃助运、泻热通便，主治腹痛、腹泻、便秘、痢疾、便血、痔疮、尾骶部疼痛等病症。

# 上肢部特效穴位

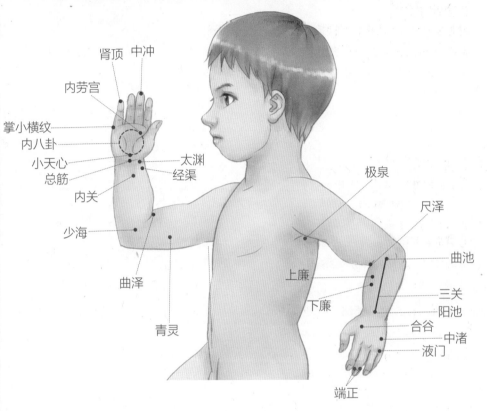

肾顶　中冲
内劳宫
掌小横纹
内八卦
小天心　　太渊
总筋　　经渠
内关
少海
曲泽
青灵

极泉
尺泽
曲池
上廉
下廉　　三关
　　　阳池
　　　合谷
　　　中渚
　　　液门
端正

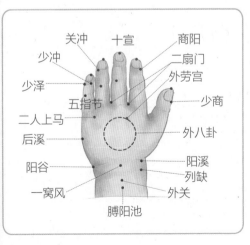

关冲　十宣　商阳
少冲　　　二扇门
少泽　　　外劳宫
五指节　　少商
二人上马
后溪　　外八卦
阳谷　　阳溪
　　　列缺
一窝风　外关
膊阳池

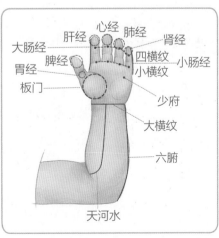

肝经　心经　肺经
大肠经　　　　肾经
胃经　脾经　　四横纹
板门　　　小横纹　小肠经
　　　　少府
　　　大横纹
　　　六腑
天河水

## ◆ 脾经：调理脾胃吃饭香

· 【准确定位】
位于拇指桡侧缘或拇指末节罗纹面。

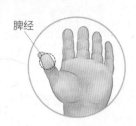

脾经

· 【功效主治】
将拇指屈曲，循拇指桡侧缘由孩子的指尖向指根方
向直推称为补脾经，经常补脾经，可健脾养胃、调
理肠道，缓解消化不良、疳积、腹泻等病症。

## ◆ 肝经：五心烦热平复快

· 【准确定位】
位于食指末节罗纹面。

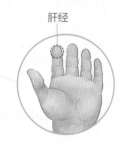

肝经

· 【功效主治】
用一手拇指罗纹面顺时针旋转推动孩子的食指罗纹
面称为补肝经，由食指掌面末节指纹推向指尖称为
清肝经。具有熄风镇惊、养心安神的功效，可缓解
小儿惊风、抽搐、烦躁不安等病症。

## ◆ 心经：清热除烦退心火

· 【准确定位】
位于中指末节罗纹面。

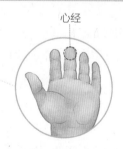

心经

· 【功效主治】
用一手拇指罗纹面顺时针旋转推动孩子的中指罗纹
面称为补心经。补心经可养心安神、清热除烦，缓
解身热无汗、高热神昏、口疮、惊烦不宁、小便赤
涩等病症。

## ◆ 肺经：宣肺清热治咳喘

• 【准确定位】
位于无名指末节罗纹面。

• 【功效主治】
用拇指指腹顺时针旋转推动孩子的无名指末节罗纹面称为补肺经，由无名指指根推向指尖称为清肺经。二者皆可宣肺理气、清热止咳，用于缓解咳嗽、气喘、畏寒等病症。

肺经

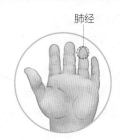

## ◆ 肾经：久病体虚补元气

• 【准确定位】
位于小指末节罗纹面。

• 【功效主治】
用一手拇指罗纹面顺时针旋转推动孩子小指罗纹面为补肾经，由小指指根推向指尖称为清肾经，一般多用补法，具有补肾益脑、清热利尿的功效，可用于治疗腹泻、尿多、遗尿等病症。

肾经

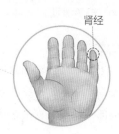

## ◆ 大肠经：双向调节腹泻便秘

• 【准确定位】
位于食指桡侧缘，自食指尖至虎口，成一直线。

• 【功效主治】
用一手拇指罗纹面从孩子的虎口直线推向食指指尖为清，称清大肠。清大肠经可清利肠腑、消食导滞，帮助缓解小儿虚寒腹泻、脱肛、大便秘结等病症。

大肠经

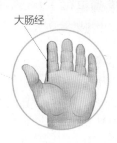

## ◆ 小肠经：利尿通淋治遗尿

• 【准确定位】
位于小指尺侧缘，自指尖至指根，成一直线。

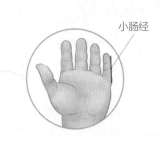
小肠经

• 【功效主治】
用一手拇指指腹从孩子小指指尖推向指根为补，称为补小肠经。其主要功效是温补下焦、清热利尿，可治疗小便不利、尿闭、遗尿等泌尿系统疾病，改善小儿发热。

## ◆ 胃经：和胃降逆泻胃火

• 【准确定位】
位于拇指掌面近掌端第 1 节。

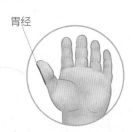
胃经

• 【功效主治】
用一手拇指罗纹面顺时针旋转推动孩子拇指近掌端第 1 节，称为补胃经。双手拇指自孩子掌根推至拇指根部，称为清胃经。补胃经能和胃降逆泻胃火，清胃经可治疗呕吐、嗳气、消化不良、食欲不振等病症。

## ◆ 肾顶：收敛元气固表止汗

• 【准确定位】
位于小指顶端。

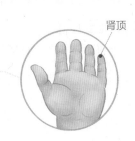
肾顶

• 【功效主治】
一手托住孩子手掌，掌心向上，用另一手拇指指端以顺时针方向按揉孩子小指顶端，称为揉肾顶。揉肾顶具有固表止汗、收敛元气的功效，可帮助缓解自汗、盗汗、大汗淋漓不止等病症。

## ◆ 四横纹：积食积滞不用慌

· 【准确定位】
位于掌面，食指、中指、无名指、小指第1指间关节的4条横纹。

· 【功效主治】
用拇指甲逐个掐揉本穴（可掐一次揉三次），称掐揉四横纹。用拇指面逐个纵向上下来回直推本穴，或使患儿四指并拢，在穴位上横向来回直推，称推四横纹。具有理中行气，化积消胀，退热除烦的功效，主治疳积、消化不良、咳喘、烦躁等。

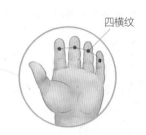

四横纹

## ◆ 小横纹：清热散结治口疮

· 【准确定位】
位于掌面上食指、中指、无名指、小指掌关节横纹处。

· 【功效主治】
用拇指指甲掐按小横纹，称为掐小横纹。用拇指指腹侧推小横纹，称为推小横纹。每天操作1~2次，能起到清热散结、消食化积的功效，有效缓解烦躁、口疮、唇裂、腹胀等病症。

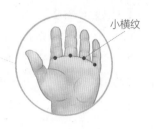

小横纹

## ◆ 掌小横纹：宽胸宣肺止咳痰

· 【准确定位】
位于掌面小指根下，尺侧掌纹头。

· 【功效主治】
按摩宝宝的掌小横纹可以起到宽胸宣肺、化痰止咳的功效，帮助缓解痰热喘咳、口疮、顿咳流涎、咳喘等病症。

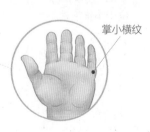

掌小横纹

## ◆ 板门：消食导滞胃口好

**【准确定位】**

位于手掌大鱼际表面，双手拇指近侧，在手掌肌肉隆起处。

**【功效主治】**

按摩板门穴的方法可揉可推，具有健脾和胃、消食化积的功效，可缓解腹胀、呕吐、泄泻、小儿食欲不振等病症。

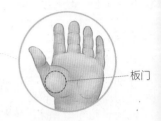

板门

## ◆ 外八卦：宽胸理气通滞结

**【准确定位】**

位于手背外劳宫周围，与内八卦相对处。

**【功效主治】**

使小儿的掌心向下，用拇指指尖做顺时针方向掐运，称顺运外八卦；用拇指指尖做逆时针方向掐运，则称逆运外八卦。经常运外八卦，可宽胸理气、通滞散结，改善胸闷、腹胀、便秘等症状。

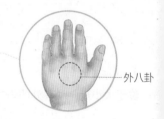

外八卦

## ◆ 内八卦：宽胸利膈助消食

**【准确定位】**

位于手掌面，以掌心为圆心，从圆心至中指根横纹的 2/3 处为半径所做的圆周。内八卦穴在此圆周上。

**【功效主治】**

用食指、中指两指指腹按压在掌心上，顺时针运揉，称顺运内八卦；反之，逆时针运揉，称逆运内八卦。二者皆具有宽胸利膈、降气平喘的功效，可缓解咳嗽、胸闷、呃逆、呕吐、泄泻、腹胀等病症。

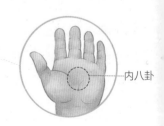

内八卦

## ◆ 内劳宫：口舌生疮好得快

### •【准确定位】
位于掌心，握拳时中指、无名指指端所在之处中点。

### •【深层定位】
在第 2、3 掌骨之间，下有掌腱膜、指浅、深屈肌腱，
深部为第 1 掌间骨间肌和第 2 骨间背侧肌；布有手掌
侧静脉网、指掌侧总动脉、指掌侧固有动脉；布有正
中神经掌支、指掌侧固有神经、尺神经的掌深支、掌浅弓及其分支。

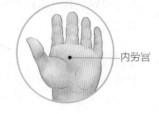

内劳宫

### 【功效主治】
清热除烦、疏风解表，可缓解口舌生疮、发热、烦躁等病症。

## ◆ 小天心：安神利尿透疹快

### •【准确定位】
位于大小鱼际交界处凹陷中，内劳宫之下，总筋之上。

### •【功效主治】
镇惊安神、消肿止痛是按揉小天心的主要功效，可
改善目赤肿痛、惊风抽搐等病症，帮助缓解小儿口疮、
斜视、夜啼等。

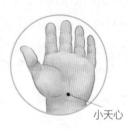

小天心

## ◆ 总筋：镇惊止痉治口疮

### •【准确定位】
位于掌后腕横纹中点，正对中指处。

### •【功效主治】
按摩总筋，有散结止痉、清热利尿的功效，可缓解
小儿口舌生疮、惊风、夜啼、牙痛、发热、抽搐等
症状。

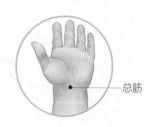

总筋

## ◆ 大横纹：调和气血治积食

• 【准确定位】

位于仰掌，掌后横纹。近拇指端称阳池，近小指端
称阴池。

• 【功效主治】

用双手拇指指腹从患儿大横纹中点，即总筋向两旁
推，称为分阴阳；自阳池、阴池向总筋合推，称为
合阴阳，统称推阴阳。可行滞消食、养心安神，缓
解腹胀、腹泻、烦躁、呕吐等病症。

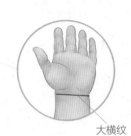

大横纹

## ◆ 六腑：实热病症都找它

• 【准确定位】

位于前臂尺侧，阴池至肘，成一直线。

• 【功效主治】

用拇指指腹自肘推向腕，称退六腑或推六腑，一般
力度由轻至重，再由重至轻，可清热解毒、消肿止痛，
有缓解小儿惊风、咽喉肿痛、腮腺炎、发热多汗、肿毒、
口疮等病症的作用。

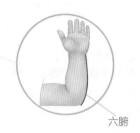

六腑

## ◆ 天河水：退热泻火最有效

• 【准确定位】

位于前臂正中，自腕至肘，成一直线。

• 【功效主治】

用食指、中指指腹从手腕推向手肘，称清天水河；
或用食指、中指从总筋开始，一起一落的弹打，直
至肘部，称弹打天水河。可清热解表、泻火除烦，
缓解外感发热、口疮、夜啼、头痛感冒等病症。

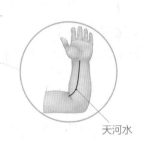

天河水

## ◆ 三关：补气行气多面手

- 【准确定位】
  位于前臂桡侧阳池至曲池，成一直线。

- 【功效主治】
  一手托住孩子的手腕，合并另一只手的食指、中指，用两指指腹从孩子手腕推向肘部，称推三关。推三关有补气行气、温阳散寒、发汗解表的功效，可缓解恶寒、疹出不透及感冒发热等虚寒病证。

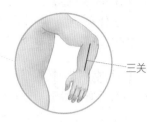

三关

## ◆ 十宣：醒神开窍治高热

- 【准确定位】
  在手十指尖端，距指甲游离缘0.1寸（指寸），左右共10穴。

- 【深层定位】
  有指掌侧固有神经（桡侧三个半手指由正中神经发出，尺侧一个半手指有尺神经发出）和掌侧固有动脉分布。

【功效主治】
掐十宣穴具有醒神开窍治高热的功效，可缓解抽搐、烦躁不安、昏厥等病症。

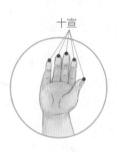

十宣

## ◆ 五指节：安神镇惊通关窍

- 【准确定位】
  位于掌背面五指的第1关节处。

- 【功效主治】
  用拇指尖端依次从孩子的拇指掐至小指，称为掐五指节；用拇指指腹顺时针依次从孩子的拇指按揉至小指，称揉五指节。可安神镇惊通关窍，缓解惊风、吐涎、咳嗽、抽搐等症状。

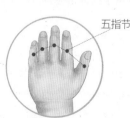

五指节

## ◆ 二扇门：发汗退热特效穴

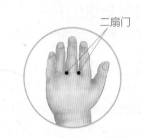

二扇门

### 【准确定位】

位于手背第 3 掌指关节近端两侧凹陷处。

### 【功效主治】

用拇指指甲掐按二扇门，称为掐二扇门；用拇指指端顺时针按揉二扇门，称为揉二扇门。此二者能清热解表、发汗退热，对于缓解惊风、呕吐、泄泻、抽搐等病症有显著效果。

## ◆ 二人上马：滋阴补肾利小便

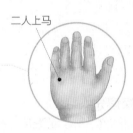

二人上马

### 【准确定位】

位于手背，无名指及小指掌指关节后凹陷中。

### 【功效主治】

用拇指指甲重掐二马穴，称为掐二马；用拇指指腹按揉此穴，称为揉二马。以上手法每天操作 1 ~ 2 次，可顺气散结、利水通淋，帮助缓解烦躁不安、牙痛、小便赤涩、小便淋漓等病症。

## ◆ 外劳宫：温阳散寒治伤风

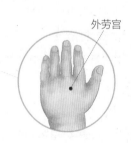

外劳宫

### 【准确定位】

左手背侧，当第 2、第 3 掌骨间，指掌关节后约 0.5寸处（指寸）。

### 【深层定位】

在第 2 骨间背侧肌中，穴区有桡神经浅支的指背神经、手背静脉网和掌背动脉。

### 【功效主治】

按摩外劳宫穴具有温阳散寒、健脾养胃的功效，可缓解腹胀、腹痛、腹泻、外感风寒、遗尿等病症。

## ◆ 少商：宣肺止咳治癫狂

• 【准确定位】
在手拇指末节桡侧，距指甲角 0.1 寸。

• 【深层定位】
有动、静脉网；布有前臂外侧皮神经和桡神经浅支
混合支，正中神经的掌侧固有神经的末梢神经网。

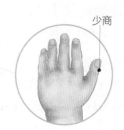

少商

• 【功效主治】
一手持患儿的手，掌心向上，用另一手拇指指甲掐按少商穴，称为掐少商，可缓解咳嗽、
发热、昏迷、咽喉肿痛、癫狂等病症。

## ◆ 商阳：清热开窍利喉齿

• 【准确定位】
在手食指末节桡侧，距指甲角 0.1 寸。

• 【深层定位】
有指及掌背动、静脉网；布有来自正中神经的指掌
侧固有神经，桡神经的指背侧神经。

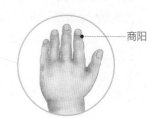

商阳

• 【功效主治】
掐按商阳穴能治疗耳聋齿痛，咽喉肿痛，颔肿、青盲，手指麻木等病症。

## ◆ 中冲：治疗心痛利喉舌

• 【准确定位】
在手中指末节尖端中央。

• 【深层定位】
有指掌侧固有动、静脉所形成的动、静脉网；为正
中神经之指掌侧固有神经分布处。

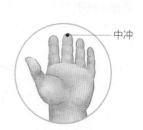

中冲

• 【功效主治】
治疗心痛利喉舌，能预防和治疗中风昏迷，舌强不语，中暑，口疮，昏厥，舌下肿痛，
五心烦热，舌下肿痛等。

## ◆ 关冲：泻热开窍活血络

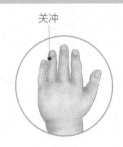

关冲

- 【准确定位】
  在手环指末节尺侧，距指甲角 0.1 寸（指寸）。

- 【深层定位】
  有指掌固有动、静脉形成的动、静脉网；布有来自尺神经的指掌侧固有神经。

- 【功效主治】
  按摩关冲穴具有泻热开窍、活血通络的功效，对于缓解头痛、喉痛、嗳气、呕吐等病症有效。

## ◆ 少冲：清热熄风醒神窍

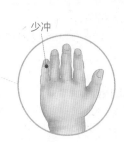

少冲

- 【准确定位】
  在小指末节桡侧，距指甲角 0.1 寸。

- 【深层定位】
  有指掌侧固有动、静脉所形成的动、静脉网；布有指掌侧固有神经。

- 【功效主治】
  清热熄风、醒神开窍，可缓解心痛、热病、前臂疼痛、胸膜炎等症状。

## ◆ 少泽：清热利咽兼通乳

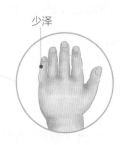

少泽

- 【准确定位】
  在小指末节尺侧，距指甲角 0.1 寸。

- 【深层定位】
  有指掌侧固有动、静脉，指背动脉形成的动、静脉网；布有尺神经手背支。

- 【功效主治】
  清热利咽、通乳开窍，可缓解手足抽搐、咳痰、口疮头痛、喉痹等病症。

## ◆ 少府：清心泄热利小便

• 【准确定位】
在手掌面，第 4、5 掌骨之间，握拳时，当小指尖处。

• 【深层定位】
在第 4、5 掌骨间，有第四蚓状肌，指浅、深屈肌腱，
深部为骨间肌；有指掌侧总动、静脉；布有第 4 指
掌侧固有神经。

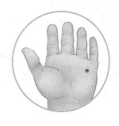

少府

• 【功效主治】
清心泻热、理气活络，能改善失眠、心悸、胸痛、手掌麻木。

## ◆ 端正：降逆止呕治痢疾

• 【准确定位】
位于中指指甲根两侧近中指第 2 指间关节赤白肉
际处。

端正

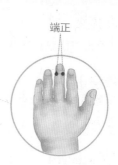

• 【功效主治】
经常按摩小儿端正穴，有降逆止呕、调理肠道之功效，
可缓解水泻、痢疾、小儿惊风等病症。

## ◆ 液门：清火散热消炎

• 【准确定位】
在手背部，当第 4、5 指间，指蹼缘后方赤白肉际处。

液门

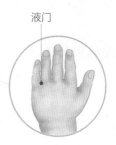

• 【深层定位】
有来自尺动脉的指背动脉；布有来自尺神经的手
背支。

• 【功效主治】
液门穴的按摩功效主要是清火散热消炎，主治中暑、
昏迷、热病、心痛等病症。

## ◆ 中渚：清热通络开窍

- **【准确定位】**
  在手背部，当环指本节（掌指关节）的后方，第4、
  5掌骨间凹陷处。

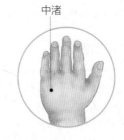

中渚

- **【深层定位】**
  有第四骨间肌；皮下有手背静脉网及第4掌背动脉；
  布有来自尺神经的手背支。

- **【功效主治】**
  清热通络、开窍益聪，中渚穴的主治疾病为头痛、耳鸣、耳聋、目眩、目赤。

## ◆ 阳谷：明目安神通经络

- **【准确定位】**
  在手腕尺侧，当尺骨茎突与三角骨之间的凹陷处。

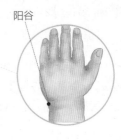

阳谷

- **【深层定位】**
  当尺侧腕伸肌腱的尺侧缘；有腕背侧动脉；布有尺
  神经手背支。

- **【功效主治】**
  明目安神、通经活络，主要用于治疗头痛，目眩，耳鸣，耳聋，热病，癫狂痫，腕痛。

## ◆ 后溪：舒筋活络治落枕

- **【准确定位】**
  在手掌尺侧，微握拳，当小指本节（第5指掌关节）
  后的远侧掌横纹头赤白肉际。

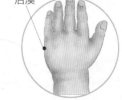

后溪

- **【深层定位】**
  当小指展肌起点外缘；有指背动、静脉，手背静脉网；
  布有尺神经手背支。

**【功效主治】**
按摩后溪穴能舒筋活络，主治落枕、颈项强痛、鼻塞等。

## ◆ 阳池：清热通络止痹痛

**·【准确定位】**
在腕背横纹中，当指总伸肌腱的尺侧缘凹陷处。

**·【深层定位】**
皮下有手背静脉网，第4掌背动脉；布有尺神经手
背支及前臂背侧皮神经末支。

**·【功效主治】**
清热通络，可用于缓解肩背痛、手腕痛等。

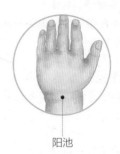

阳池

## ◆ 合谷：镇静止痛通经络

**·【准确定位】**
在手背，第1、2掌骨间，当第2掌骨桡侧的中点处。

**·【深层定位】**
在第1骨间背侧肌中，深层有拇收肌横头；有手背
静脉网，为头静脉的起部；布有桡神经浅支的掌背侧
神经，深部有正中神经的指掌侧固有神经。

**·【功效主治】**
镇静止痛、通经活络，主治头痛、耳鸣、鼻炎、腹痛、牙痛等。

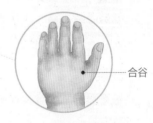

合谷

## ◆ 阳溪：清热散风舒筋骨

**·【准确定位】**
在腕背横纹桡侧，手拇指向上翘时，当拇短伸肌腱
与拇长伸肌腱之间的凹陷中。

**·【深层定位】**
当拇短、长伸肌腱之间；有头静脉、桡动脉的腕背支；
布有桡神经浅支。

**·【功效主治】**
按摩阳溪穴可清热散风、舒筋利节，对于预防和治疗咽部及口腔疾病、目赤肿痛等有效。

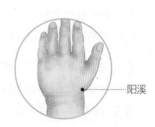

阳溪

## ◆ 太渊：止咳化痰调血脉

• 【准确定位】
在腕掌侧横纹桡侧，桡动脉搏动处。

• 【深层定位】
桡侧腕屈肌腱的外侧，拇展长肌腱内测；有桡动、
静脉；布有前臂外侧皮神经和桡神经浅支混合支。

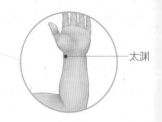
太渊

• 【功效主治】
止咳化痰、通调血脉，对于咯血、胸闷、手掌冷痛麻木等有良好的缓解效果。

## ◆ 经渠：宣肺利咽治疟疾

• 【准确定位】
在前臂掌面桡侧，桡骨茎突与桡动脉之间凹陷处，
腕横纹上 1 寸。

• 【深层定位】
桡侧腕屈肌腱的外侧，有旋前方肌当桡动、静脉外
侧处；布有前臂外侧皮神经和桡神经浅支混合支。

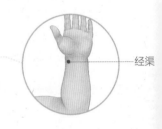
经渠

• 【功效主治】
经渠穴的主要按摩功效是宣肺利咽，主治肺部疾病、前臂冷痛、疟疾等。

## ◆ 列缺：通经活络平喘咳

• 【准确定位】
在前臂桡侧缘，桡骨茎突上方，腕横纹上 1.5 寸，当
肱桡肌与拇长展肌腱之间。

• 【深层定位】
在肱桡肌腱与拇长展肌腱之间；有头静脉，桡动、静脉
分支；布有前臂外侧皮神经和桡神经浅支的混合支。

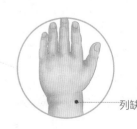
列缺

【功效主治】
按摩列缺穴能止咳平喘、通经活络，主治肺部疾病、头痛、颈痛、咽痛。

## ◆ 一窝风：温中行气止痹痛

### 【准确定位】
位于手背、腕横纹正中凹陷处。

### 【功效主治】
具有温中行气，止痛散寒，安神镇静的按摩功效，
主治腹痛、关节痹痛。伤风感冒、惊风等病症。

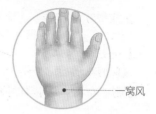
一窝风

## ◆ 外关：补阳益气止痹痛

### 【准确定位】
在前臂背侧，当阳池与肘尖的连线上，腕背横纹上2
寸，尺骨与桡骨之间。

### 【深层定位】
在指总伸肌与拇长伸肌之间；深层有前臂骨间背侧
动脉和掌侧动、静脉；布有前臂背侧皮神经，深层
有前臂骨间背侧及掌侧神经。

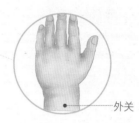
外关

### 【功效主治】
补阳益气、消肿止痛，主治屈伸不利、肩痛、头痛、目赤肿痛等。

## ◆ 内关：理气镇痛安心神

### 【准确定位】
在前臂掌侧，当曲泽与大陵的连线上，腕横纹上2寸，
掌长肌腱与桡侧腕屈肌腱之间。

### 【深层定位】
在桡侧腕屈肌腱与掌长肌腱之间，有指浅屈肌，深
层为指深屈肌；有前臂正中动、静脉，深层为前臂
掌侧骨间动、静脉；布有前臂内侧皮神，最深层为
前臂掌侧骨间神经。

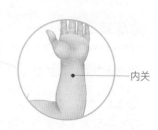
内关

### 【功效主治】
宁心安神、理气镇痛，主治心痛、心悸、胸闷、胃痛、呕吐等。

## ◆ 膊阳池：解表利尿止头痛

• 【准确定位】

位于前臂背侧，当阳池与肘尖的连线上，腕背横纹
上3寸，尺骨与桡骨之间。

• 【功效主治】

膊阳池又称支沟，有解表利尿之效，能止头痛、通
二便，特别对大便秘结者效果显著，但是大便滑泄
者禁用；也可以用于感冒头痛、小便赤涩短少等。

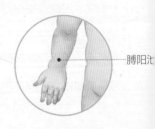

膊阳池

## ◆ 曲泽：清心平燥

• 【准确定位】

在肘横纹中，当肱二头肌腱的尺侧缘。

• 【深层定位】

在肱二头肌腱的尺侧；当肱动、静脉处；布有正中
神经的本干。

• 【功效主治】

经常按摩曲泽穴，有清心平燥的功效，可改善小儿心悸、心痛、烦躁等。

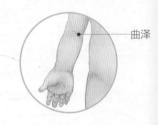

曲泽

## ◆ 下廉：通经活络理肠胃

• 【准确定位】

在前臂背面桡侧，当阳溪与曲池连线上，肘横纹下4
寸处。

• 【深层定位】

在桡骨的桡侧，桡侧有腕伸短肌及腕伸长肌，深层
有旋后肌；有桡动脉分支；布有前臂背侧皮神经及
桡神经深支。

• 【功效主治】

调理肠胃、通经活络，主治腹痛腹胀、前臂痛、头痛等。

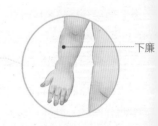

下廉

## ◆ 上廉：防治肩痛理肠胃

• 【准确定位】

在前臂背面桡侧，当阳溪与曲池连线上，肘横纹下3寸处。

• 【深层定位】

在桡侧腕伸肌肌腹与拇长展肌之间；有桡动脉分支及头静脉；布有前臂背侧皮神经与桡神经深支。

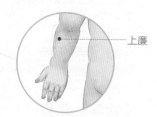

上廉

• 【功效主治】

按摩上廉穴可防治肩痛、调理肠胃，对于腹痛、上肢痹痛、肠鸣泄泻等病症有调理作用。

## ◆ 曲池：解表退热治感冒

• 【准确定位】

在肘横纹外侧端，屈肘，当尺泽与肱骨外上髁连线中点。

• 【深层定位】

桡侧腕长伸肌起始部，肱桡肌；有桡返动脉的分支；布有前臂背侧皮神经，内侧深层为桡神经本干。

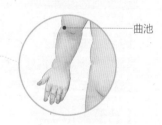

曲池

• 【功效主治】

解表退热、宣肺止咳，主治咽喉肿痛、齿痛、目赤痛、瘰疬、手臂肿痛、癫狂等病症。

## ◆ 尺泽：清肺热平咳喘

• 【准确定位】

在肘横纹中，肱二头肌腱桡侧凹陷处。

• 【深层定位】

当肘二头肌腱之外方，肱桡肌起始部；有桡侧返动、静脉分支及头静脉；布有前臂外侧皮神经，直下为桡神经。

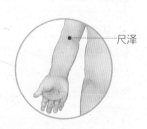

尺泽

• 【功效主治】

清肺热、平喘咳，主治咳嗽、气喘、咳血、潮热、胸部胀满、咽喉肿痛、肘臂挛痛等病症。

## ◆ 少海：理气止痛益心神

**【准确定位】**

屈肘，当肘横纹内侧端与肱骨内上髁连线的中点处。

**【深层定位】**

有旋前圆肌，肱肌；有贵要静脉，尺侧上下副动脉，
尺返动脉；布有前臂内侧皮神经，外前方有正中神经。

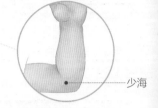
少海

**【功效主治】**

按摩少海穴，能理气通络、益心安神，主治前臂麻木、头痛、牙痛等。

## ◆ 青灵：理气止痛

**【准确定位】**

在臂内侧，当极泉与少海的连线上，肘横纹上 3 寸，
肱二头肌的内侧沟中。

**【深层定位】**

当肱二头肌内侧沟处，有肱三头肌；有贵要静脉，
尺侧上副动脉；布有前臂内侧皮神经，尺神经。

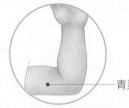
青灵

**【功效主治】**

按摩青灵穴的功效是理气止痛，主治上肢痹痛、胁痛、头痛等。

## ◆ 极泉：健脑强心通经络

**【准确定位】**

在腋窝顶点，腋动脉搏动处。

**【深层定位】**

在胸大肌的外下缘，深层为喙肱肌；外侧为腋动脉；
布有尺神经，正中神经，前臂内侧皮神经及臂内侧
皮神经。

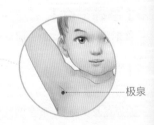
极泉

**【功效主治】**

健脑强心、通经活络，主治心烦、胸闷、上肢冷痛、咽干等。

# 下肢部特效穴位

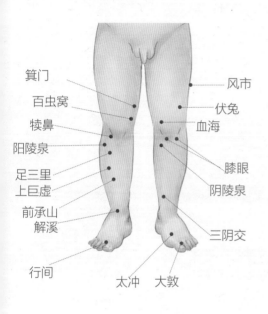

箕门
百虫窝
犊鼻
阳陵泉
足三里
上巨虚
前承山
解溪
行间
风市
伏兔
血海
膝眼
阴陵泉
三阴交
太冲  大敦

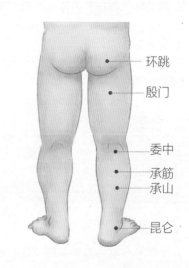

环跳
殷门
委中
承筋
承山
昆仑

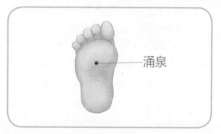

涌泉

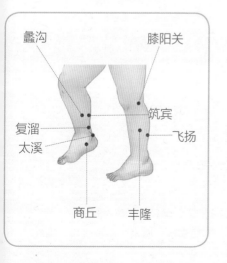

蠡沟
膝阳关
筑宾
复溜
飞扬
太溪
商丘  丰隆

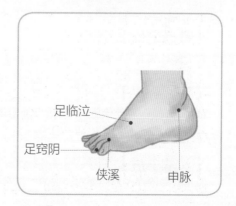

足临泣
足窍阴
侠溪  申脉

## ◆ 环跳：通经络利腰腿

### 【准确定位】
在股外侧部，侧卧屈股，当股骨大转子最凸点与骶管裂孔连线的外 1/3 与中 1/3 交点处。

### 【深层定位】
在臀大肌、梨状肌下缘；内侧为臀下动、静脉；布有臀下皮神经，臀下神经，深部正当坐骨神经。

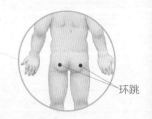
环跳

### 【功效主治】
每天坚持按摩环跳穴，有利腰腿、通经络之功效，可缓解下肢麻痹、腰腿痛、风疹等病症。

## ◆ 殷门：舒筋活络强腰膝

### 【准确定位】
在大腿后面，当承扶与委中的连线上，承扶下 6 寸。

### 【深层定位】
在半腱肌与股二头肌之间，深层为大收肌；外侧为股深动、静脉第三穿支；布有股后皮神经，深层正当坐骨神经。

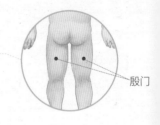
殷门

### 【功效主治】
常按殷门穴能舒筋活络、强腰膝，主治下肢疼痛、痿痹、小儿麻痹后遗症等。

## ◆ 风市：治疗风邪的要穴

### 【准确定位】
在大腿外侧部的中线上，当腘横纹上 7 寸。

### 【深层定位】
在阔筋膜下，股外侧肌中；有旋股外侧动、静脉肌支；布有股外侧皮神经，股神经肌支。

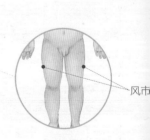
风市

### 【功效主治】
风市穴是治疗风邪的要穴，主治中风半身不遂，下肢痿痹、麻木，遍身瘙痒，脚气。

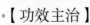

## ◆ 伏兔：祛风除湿通经络

**【准确定位】**

在大腿前面，当髂前上棘与髌底外侧端的连线上，髌底上6寸。

**【深层定位】**

在股直肌的肌腹中有旋股外侧动、静脉分支；布有股前皮神经，股外侧皮神经。

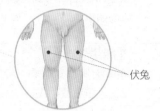

伏兔

**【功效主治】**

伏兔穴有散寒化湿、疏通经络的作用，可用于治疗腰痛膝冷，下肢麻痹，疝气，脚气。

## ◆ 箕门：利尿清热治水泄

**【准确定位】**

在大腿内侧，当血海与冲门连线上，血海上6寸。

**【深层定位】**

在缝匠肌内侧缘，深层有大收肌；有大隐静脉，深层之外方有股动、静脉；布有股前皮神经，深部有隐神经。

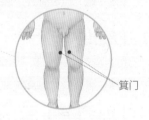

箕门

**【功效主治】**

清热利尿，主治小便不利、遗尿、腹股沟肿痛等疾病。

## ◆ 百虫窝：止抽搐治痒疹

**【准确定位】**

屈膝，在大腿内侧，髌底内侧端上3寸，即血海上1寸。

**【深层定位】**

在股内侧肌中，穴区浅层有股神经前皮支分布；深层有股神经肌支和股动脉分布。

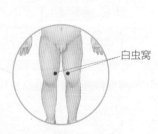

白虫窝

**【功效主治】**

疏通经络、止抽搐，主治四肢抽搐、虫积、风湿痒疹、下部生疮等。

## ◆ 血海：调经统血化脾湿

• 【准确定位】

屈膝，在大腿内侧，髌底内侧端上 2 寸，当股四头肌内侧头的隆起处。

• 【深层定位】

在股骨内上髁上缘，股内侧肌中间；有股动、静脉肌支；布有股前皮神经及股神经肌支。

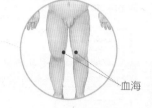

血海

• 【功效主治】

按摩血海穴可调经统血、健脾化湿，主治小儿惊风、抽搐。

## ◆ 膝阳关：舒利关节祛风湿

• 【准确定位】

在膝外侧，当股骨外上髁上方的凹陷处。

• 【深层定位】

在髂胫束后方，股二头肌腱前方；有膝上外侧动、静脉；布有股外侧皮神经末支。

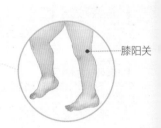

膝阳关

• 【功效主治】

疏利关节、祛风化湿，主治皮肤瘙痒、小腿麻木、膝膑肿痛、腘筋挛急。

## ◆ 犊鼻：通筋活络消肿痛

• 【准确定位】

屈膝，在膝部，髌骨与髌韧带外侧凹陷中。

• 【深层定位】

在髌韧带外缘；有膝关节动、静脉网；布有腓肠外侧皮神经及腓总神经关节支。

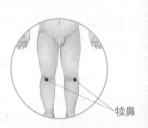

犊鼻

• 【功效主治】

通经活络、消肿止痛，对于改善膝痛、膝冷，下肢麻痹，屈伸不利，脚气等效果显著。

## ◆ 膝眼：通经活络治膝部病痛

• 【准确定位】

屈膝，在髌韧带两侧凹陷处。在内侧的称内膝眼，
在外侧的称外膝眼。

• 【深层定位】

浅层有隐神经分支和股神经前皮支分布；深层有股
神经关节支和膝关节动脉网分布。

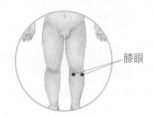

膝眼

• 【功效主治】

活血通络、疏利关节，主要用于治疗惊风抽搐、膝关节扭挫伤、膝痛、腿痛以及脚气等。

## ◆ 委中：舒筋活络熄风止痉

• 【准确定位】

在腘横纹中点，当股二头肌腱与半腱肌肌腱的中间。

• 【深层定位】

在腘窝正中，有腘筋膜；皮下有股腘静脉，深层内
侧为腘静脉，最深层为腘动有股后皮神经，正当胫
神经处。

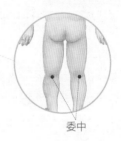

委中

• 【功效主治】

疏通经络、熄风止痉，主治腰背痛、下肢痿痹、小便不利、惊风、抽搐、急性吐泻、丹毒。

## ◆ 阳陵泉：快速解除胸胁疼痛

• 【准确定位】

在小腿外侧，当腓骨小头前下方凹陷处。

• 【深层定位】

在腓骨长、短肌中；有膝下外侧动、静脉；当腓总
神经分为腓浅神经及腓深神经处。

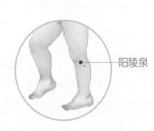

阳陵泉

• 【功效主治】

健脾理气、舒筋通络，主治半身不遂、下肢痿痹、膝肿痛、脚气、胁肋痛、口苦、黄疸。

## ◆ 阴陵泉：通利三焦健脾水

### 【准确定位】
在小腿内侧，当胫骨内侧踝后下方凹陷处。

### 【深层定位】
在胫骨后缘和腓肠肌之间，比目鱼肌起点上；前方
有大隐静脉，膝最上动脉，最深层有胫后动、静脉；
布有小腿内侧皮神经本干，最深层有胫神经。

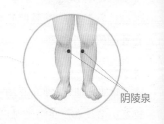

阴陵泉

### 【功效主治】
健脾理气、通经活络，主治遗尿、尿失禁、痢疾、消化不良。

## ◆ 足三里：保健大穴离不了

### 【准确定位】
在小腿前外侧，当犊鼻下3寸，距胫骨前缘一横指。

### 【深层定位】
在胫骨前肌与趾长伸肌之间；有胫前动、静脉；为
腓肠外侧皮神经及隐神经的皮支分布处，深层当腓
深神经。

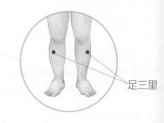

足三里

### 【功效主治】
通络导滞治腹泻，保健大穴离不了，主治呕吐、腹泻、腹胀、便秘、痢疾等。

## ◆ 上巨虚：通筋活络调肠胃

### 【准确定位】
在小腿前外侧，当犊鼻下6寸，距胫骨前缘一横指。

### 【深层定位】
在胫骨前肌中；有胫前动、静脉；布有腓肠外侧皮
神经及隐神经的皮支，深层当腓深神经。

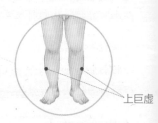

上巨虚

### 【功效主治】
常按上巨虚穴可以通经活络，调理肠胃器官的功能，主治胃肠炎、泄泻、痢疾、便秘等。

## ◆ 承筋：缓解急性腰扭伤

### •【准确定位】
在小腿后面，当委中与承山的连线上，腓肠肌肌腹中央，委中下5寸。

### •【深层定位】
在腓肠肌两肌腹之间；有小隐静脉，深层为腓后动、静脉；布有腓肠内侧皮神经，深层为腓神经。

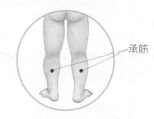

承筋

### •【功效主治】
疏经活络是按摩承筋穴的主要功效所在，常用于治疗痔疾，腰腿拘急疼痛，下肢挛痛等，还能改善抽筋。

## ◆ 前承山：治疗儿童惊风效果好

### •【准确定位】
位于小腿胫骨旁，与承山穴相对。

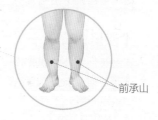

前承山

### •【功效主治】
经常按摩小儿的前承山穴，能起到熄风定惊、行气通络的功效，可有效缓解下肢抽搐、肌肉萎缩、儿童麻痹症等。另外，治疗儿童惊风的效果也是不错的。

## ◆ 承山：通经活络治下肢萎软

### •【准确定位】
在小腿后面正中，委中与昆仑之间，当伸直小腿或足跟上提时腓肠肌肌腹下出现尖角凹陷处。

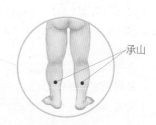

承山

### •【深层定位】
在腓肠肌两肌腹交界下端；有小隐静脉，深层为股后动、静脉；布有腓肠内侧皮神经，深层为腓神经。

### •【功效主治】
按摩承山穴，有通经活络止抽搐之效，可治疗惊风抽搐、下肢痿软、腿痛转筋。

## ◆ 飞扬：清热安神舒筋络

- 【准确定位】

在小腿后面，外踝后，昆仑直上7寸，承山穴外下
方1寸处。

- 【深层定位】

有腓肠肌及比目鱼肌；布有腓肠外侧皮神经。

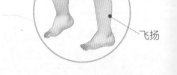

飞扬

- 【功效主治】

清热安神、舒筋活络，常用于治疗头痛、目眩、腰腿疼痛、痔疾、下肢挛痛、风寒感冒等。

## ◆ 丰隆：化痰平喘和胃气

- 【准确定位】

在小腿前外侧，当外踝尖上8寸，条口外，距胫骨
前缘二横指（中指）。

- 【深层定位】

在趾长伸肌外侧和腓骨短肌之间；有胫前动脉分支；
当腓浅神经处。

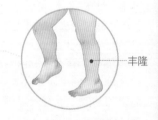

丰隆

- 【功效主治】

化痰平喘和胃气，主治头痛、眩晕、咳嗽、下肢痿痹，还可改善便秘、腹胀等肠胃系统疾病。

## ◆ 筑宾：理气止痛宁心神

- 【准确定位】

在小腿内侧，当太溪与阴谷的连线上，太溪上5寸。

- 【深层定位】

在腓肠肌和趾长屈肌之间；深部有胫后动、静脉；布有
腓肠内侧皮神经和小腿内侧皮神经，深层为胫神经本干。

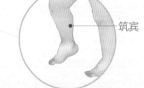

筑宾

- 【功效主治】

理气止痛、宁心安神，主要治疗癫狂、水肿、疝气。

## ◆ 蠡沟：舒经活络止痹痛

**【准确定位】**

在小腿内侧，当足内踝尖上5寸，胫骨内侧面的中央。

**【深层定位】**

在胫骨内侧面下1/3处；其内后侧有大隐静脉；布有隐神经的前支。

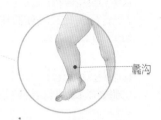

蠡沟

**【功效主治】**

按摩蠡沟穴，有益于疏经活络，可治疗疝气、小便不利、小腹痛、腰背拘急不可俯仰。

## ◆ 复溜：补肾温阳消水肿

**【准确定位】**

在小腿内侧，太溪直上2寸，跟腱的前方。

**【深层定位】**

在比目鱼肌下端移行于跟腱处之内侧；前方有胫后动、静脉；布有腓肠内侧皮神经，小腿内侧皮神经，深层为胫神经。

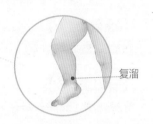

复溜

**【功效主治】**

补肾益阴、温阳利水，主治水肿、腹胀、盗汗、腹泻、肾炎。

## ◆ 三阴交：通血脉助运化

**【准确定位】**

在小腿内侧，当足内踝尖上3寸，胫骨内侧缘后方。

**【深层定位】**

在胫骨后缘和比目鱼肌之间，深层有屈趾长肌；有大隐静脉，胫后动、静脉；有小腿内侧皮神经，深层后方有胫神经。

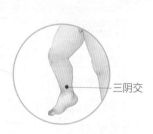

三阴交

**【功效主治】**

通经活络、调和气血，主治遗尿、癃闭等泌尿系统疾病。

## ◆ 解溪：镇静安神解便秘

• 【准确定位】

在足背与小腿交界处的横纹中央凹陷处，当拇长伸
肌踺与趾长伸肌腱之间。

• 【深层定位】

在拇长伸肌膜与趾长伸肌腱之间；有胫前动、静脉；
浅部当腓浅神经，深层当腓深神经。

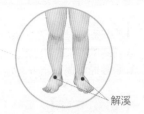

解溪

• 【功效主治】

清胃化痰、镇惊安神，主治疾病为下肢痿痹、头痛、眩晕、便秘等。

## ◆ 太溪：滋阴益肾止咳

• 【准确定位】

在足内侧，内踝后方，当内踝尖与跟腱之间的凹陷处。

• 【深层定位】

有胫后动、静脉；布有小腿内侧皮神经，当胫神经
之经过处。

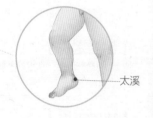

太溪

• 【功效主治】

清热止咳、滋阴益肾，主治头痛、齿痛、耳鸣、咳嗽、消渴，腰脊痛，下肢厥冷等病症。

## ◆ 昆仑：散热化气止惊风

• 【准确定位】

在足部外踝后方，当外踝尖与跟腱之间的凹陷处。

• 【深层定位】

有腓骨短肌；有小隐静脉及外踝后动、静脉；布有
腓肠神经。

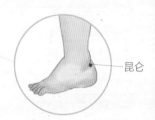

昆仑

• 【功效主治】

按摩功效为散热化气、通经活络，主治病症为头痛、小儿惊风、腰腿疼痛、下肢痉挛等。

## ◆ 申脉：清热安神利腰膝

### 【准确定位】
在足外侧部，外踝直下方凹陷中。

### 【深层定位】
在腓骨长短肌腱上缘；有外踝动脉网及小隐静脉；布有腓肠神经的足背外侧皮神经分支。

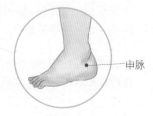

申脉

### 【功效主治】
清热安神、利腰膝，常用于按摩治疗小儿头痛、目赤肿痛、下肢痿痹等。


## ◆ 商丘：健脾消食治腹疾

### 【准确定位】
在足内踝前下方凹陷中，当舟骨结节与内踝尖连线的中点处。

### 【深层定位】
有跗内侧动脉，大隐静脉；布有隐神经及腓浅神经分支丛。

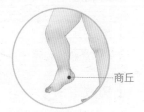

商丘

### 【功效主治】
健脾消食是商丘穴的主要按摩功效，主治的是肠胃系统疾病，此外也可改善小儿黄疸。


## ◆ 太冲：清利下焦治遗尿

### 【准确定位】
在足背侧，当第1跖骨间隙的后方凹陷处。

### 【深层定位】
在拇长伸肌腱外缘；有足背静脉网，第1跖背侧动脉；布有腓深神经的跖背侧神经，深层为胫神经足底内侧神经。

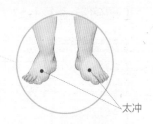

太冲

### 【功效主治】
按摩太冲穴清肝泻火、清利下焦，主要用于辅助治疗小儿的头晕、遗尿。

## ◆ 行间：熄风活络解宿醉

### 【准确定位】
在足背侧，当第1、2趾间，趾蹼缘的后方赤白肉际处。

### 【深层定位】
有足背静脉网；第1趾背侧动、静脉；腓神经的跖背侧神经分为趾背神经的分歧处。

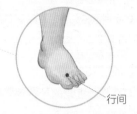

行间

### 【功效主治】
经常按摩宝宝的行间穴，能起到熄风活络的效果，常治遗尿、疝气、耳鸣、耳聋、眩晕。

## ◆ 大敦：安神定痫又理血

### 【准确定位】
在足大指末节外侧，距趾甲角0.1寸。

### 【深层定位】
有足趾背动、静脉；布有腓神经的趾背神经。

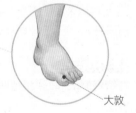

大敦

### 【功效主治】
按摩大敦穴，能调理肝肾、熄风开窍、安神定痫，常用于治疗疝气、遗尿、痫证等小儿病症。

## ◆ 侠溪：消肿止痛疏肝胆

### 【准确定位】
在足背外侧，当第4、5趾间，趾蹼缘后方赤白肉际处。

### 【深层定位】
有趾背侧动、静脉；布有足背中间皮神经之趾背侧神经。

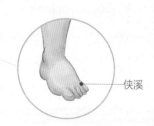

侠溪

### 【功效主治】
按摩小儿侠溪穴，能疏调肝胆、消肿止痛，常用于头痛、眩晕、目赤肿痛、惊悸、耳鸣等疾病的辅助治疗。

## ◆ 足临泣：运化风气降水湿

· 【准确定位】

在足背外侧，当足第4趾关节的后方，小趾伸肌腱
的外侧凹陷处。

· 【深层定位】

有足背静脉网，第四趾背侧动、静脉；布有足背中
间皮神经。

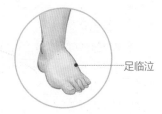

足临泣

· 【功效主治】

运化风气、冷降水湿，主治头痛、目外眦痛、乳痈、瘰疬、胁肋痛、疟疾，中风等病症。

## ◆ 足窍阴：通经止痛聪耳

· 【准确定位】

在第4趾末节外侧，距趾甲角0.1寸。

· 【深层定位】

有趾背侧动、静脉和趾跖动脉形成的动脉网；布有
趾背侧神经。

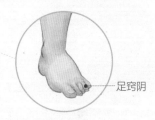

足窍阴

· 【功效主治】

按摩足窍阴穴，有通经、止痛、聪耳的功效，常用于治疗小儿目眩、耳鸣、失眠、目赤肿痛。

## ◆ 涌泉：滋阴大穴退实热

· 【准确定位】

在足底部，卷足时足前部凹陷处，约当第2、3趾趾
指缝纹头端与足跟连线的前1/3与后2/3交点上。

· 【深层定位】

有指短、长屈肌腱，第二蚓状肌，深层为骨间肌；
有来自胫前动脉的足底弓；布有足底内侧神经支。

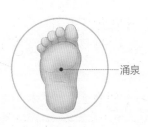

涌泉

· 【功效主治】

散热生气、聪耳明目，主治疾病为发热、呕吐、腹泻、失眠、便秘等。

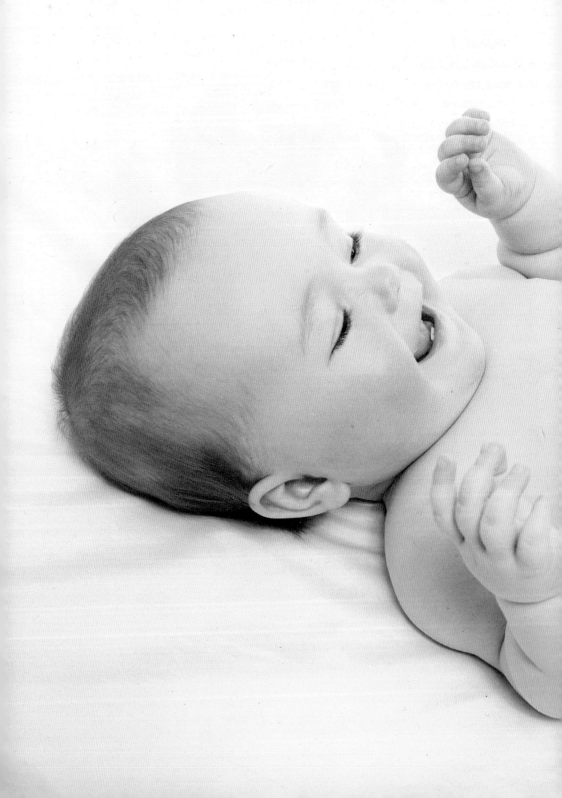

# Chapter 3 修筑宝宝的保护墙——宝宝日常保健抚触与按摩

宝宝自出生的那一刻开始，每时每刻的成长变化都牵动着爸爸妈妈的心。在宝宝生长发育的不同阶段，有不同的日常保健抚触与按摩手法，爸爸妈妈需要根据宝贝自身的生长特点，给予对应的按摩，在宝宝的周围修筑好保护墙，将疾病与宝宝隔绝开来。

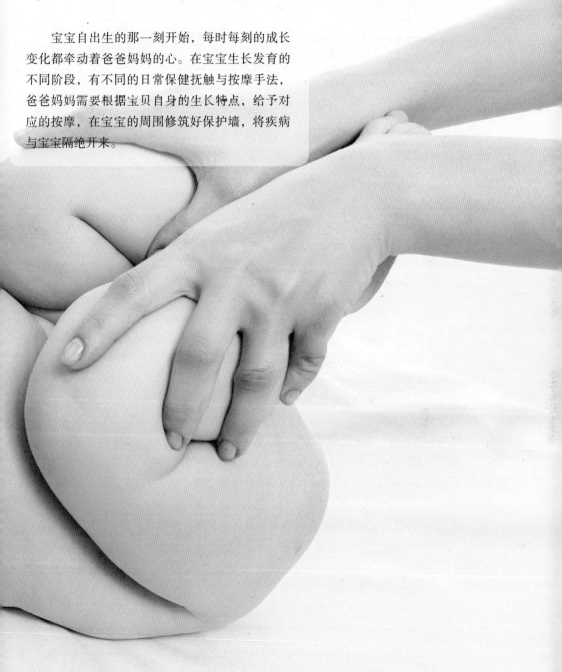

● Chapter 3 修筑宝宝的保护墙——宝宝日常保健抚触与按摩

# 0 ~ 3 个月宝宝的抚触

0 ~ 3 个月的宝宝此时刚刚离开子宫温暖的环境来到人间，对于爱的抚触和按摩、妈妈的声音与气味都是十分依赖的，因为这些对于宝宝来说是安全与温暖的象征。爸妈们每天只需花少许时间，就会给宝宝带来一段温馨而美好的时光。

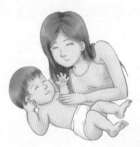

## ◆ 抚触的好处

此阶段宝宝的睡眠时间较长，妈妈应在宝宝清醒时为宝宝做抚触和按摩。按摩的目的就是为了让宝宝更舒服、更健康，让宝宝时时能感受到妈妈的爱。另外，经常给宝宝做抚触和按摩还能：

• 减轻新生儿腹胀、便秘，使新生儿胃口大开，吃奶量逐渐增加

• 减少哭闹，入睡加快，睡的更踏实，不容易惊醒

• 促进血液循环，刺激免疫系统，提高免疫力和应激能力，宝宝少生病，爸妈也少担心

• 使宝宝紧缩的肌肉得到舒展，促使屈肌和伸展肌平衡

• 促进宝宝神经系统的发育，提高智商，使宝宝变得更聪明

• 改善早产儿的生理功能，更有效地促进其生长发育

0 ~ 3 个月的宝宝身体部位还没有完全发育好，没有足够的力量去支撑头部及腰背。因此，在给宝宝做抚触和按摩时，手法一定要轻柔，宝宝接受即可继续，反之就要停止。妈妈可以边做边和宝宝说话。不要担心宝宝听不懂，宝宝看到妈妈满脸的笑容，听到妈妈充满爱意的声音，会完全沉浸在其中的。

TIPS　喂完奶水后的 1 小时内不宜进行抚触和按摩。为避免宝宝吐奶，最好能选在两餐之间的空档，如早上 11 点和下午 4 点各喂一次奶，那么就可以在下午 2 ~ 3 点之间给宝宝按摩。此外，宝宝洗澡后也很适合进行按摩。

给 0～3 个月的宝宝做抚触可以按照如下顺序进行：腿部—背部—手臂—胸部—腹部—头部。

### 腿部抚触

滑　　捏　宝宝仰卧，妈妈用一只手握住宝宝脚后跟，另一只手从宝宝的臀部向脚踝方向滑动，轻轻捏压。

揉捏肌肉　妈妈搓热双手，用手掌贴在宝宝的下肢部位，用手指轻轻揉捏宝宝的大腿肌肉。

拇指推按　用一只手轻握住宝宝脚踝，用另一只手的拇指推按宝宝的脚掌。

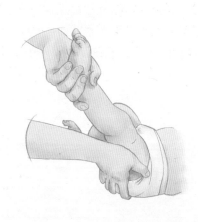

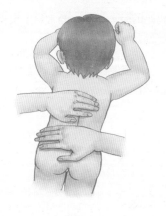

### 背部抚触

滑　　推　双手交替，轻轻滑推宝宝背部。

脊椎旋推　一只手扶住宝宝身体，手指合起，轻轻旋转推按宝宝的脊椎两侧。

### 手臂抚触

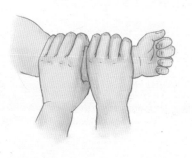

揉捏手臂　妈妈轻捏宝宝的手臂，从上臂开始直到手腕，上下来回轻捏按揉。反复进行 3～4 次。

旋转手臂　一手握住宝宝的手掌，另一手由宝宝的肩膀到手掌的方向，轻轻旋转宝宝的手臂。

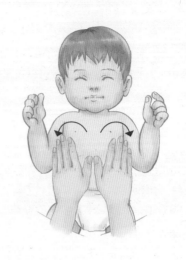

### 胸部抚触

推　按　手指并拢，利用掌心温度轻轻按揉宝宝的胸部。

胸部画心　双手掌放在宝宝胸部，大概在两乳头连线中点处，然后分别从里向外做画圆的滑动，就像画出个心形一样。

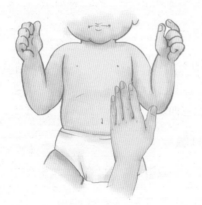

### 腹部抚触

腹部画圆　妈妈手指并拢，掌心放平，以顺时针方向画圆来按摩宝宝的腹部。注意按摩时不能离宝宝肚脐太近。

指腹推滑　用手掌的指尖部分，在宝宝腹部由左向右轻轻滑动。

"I Love U"　在宝宝肚子上，轻轻画"I"、倒"L"和倒"U"。

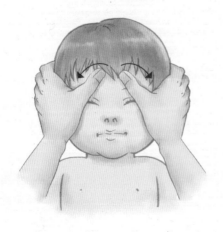

### 头部抚触

眉毛上方滑推　从宝宝的眉毛上方，由眉心往眉尾方向轻轻滑推。

脸颊画圈　在宝宝的脸颊两边，轻轻画圈圈。刚开始先画小圈，再逐渐扩大为大圈圈。

人中点按　由人中向脸颊两侧轻轻点按，或由脸颊往人中方向轻轻点按。

# 4～6个月宝宝的抚触操

4～6个月的宝宝与0～3个月的宝宝相比，身体的生长速度很快。在这个时期，虽然宝宝还不能自由地活动手脚，但是手臂和腿部的力量慢慢增大，因此能活动身体。为了掌握爬行、站立、走路等动作，应该重点进行强化手臂、腿部肌肉的宝宝抚触操。

## ◆ 做操注意

做操之前，让宝宝排空小便，尽可能少穿衣服。宝宝可以躺在床上，也可以在桌子上铺一张垫子，高度要适合妈妈操作。同时，配上节奏舒缓的音乐，如小提琴曲或钢琴曲，音乐的声响以中低音量为宜。

开始做操时，妈妈可以先用温和的愉快的声音对宝宝说："宝宝，放轻松，现在我们要开始做操了。"每进行一个动作之前都要告诉宝宝下面要做什么动作。一边做动作一边轻声地喊口令：一二三四，二二三四，三二三四，四二三四。声音要轻柔，语调要有节奏，保持微笑。

## ◆ 开始做操

### 抚摸全身

准备动作　宝宝自然仰卧，妈妈将双手放在宝宝身上。

具体动作　①动作轻柔地从上向下，从中心向两侧分四次来抚按宝宝身体；②握住宝宝的手腕，从腕部向上分四次抚摩至肩膀；③握住宝宝脚踝，从脚踝向上分四次抚摩至大腿根；④双手按摩宝宝的右侧腰部，并用同样的方法按摩左侧腰部。

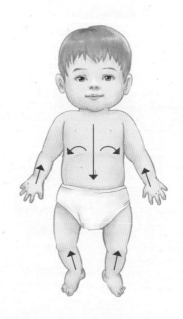

### 屈肘上举运动

准备动作　宝宝平躺在床上，妈妈握住宝宝的上臂。

具体动作　①从宝宝的上臂向手腕抚摩，抚摩的同时将其手臂向上平举；②轻轻按揉宝宝的手腕，向上弯曲宝宝的左臂肘关节；③向上弯曲宝宝右臂肘关节。

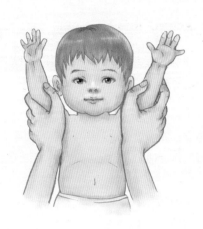

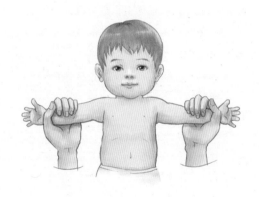

### 双臂交叉运动

准备动作　宝宝仰卧，妈妈握住宝宝的双手。

具体动作　①向左右两侧伸展宝宝手臂；②在宝宝胸前以"X"型交叉宝宝双臂。

### 肩关节运动

准备动作　宝宝仰卧，妈妈握住宝宝的双手。

具体动作　①托住宝宝的左臂手肘，由内向外做转圈动作；②右臂手肘做转圈动作；③右手握住宝宝的手指，将其手臂抬起，顺时针方向依次做两圈圆周运动；④逆时针方向做两圈圆周运动。

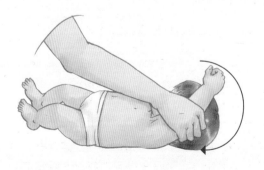

## 两腿轮流伸屈

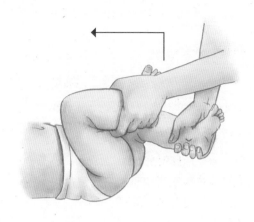

准备动作　宝宝仰卧，妈妈双手握住宝宝的双脚。

具体动作　①将宝宝左腿屈缩到腹部；②伸直；③右腿重复左腿动作。

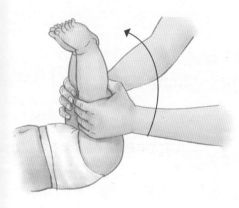

## 下肢伸直上举

准备动作　宝宝仰卧，两腿伸直平放，妈妈双手掌心向下，握住宝宝膝关节。

具体动作　①将宝宝两腿伸直上举90°；②慢慢放下宝宝双腿。

## 腿部伸展运动

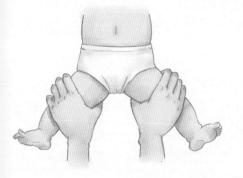

准备动作　宝宝仰卧，妈妈双手抓住宝宝的膝盖。

具体动作　①把宝宝的膝盖向胸前弯曲；②慢慢伸直宝宝双腿；③稍微用力由上往下按摩宝宝的腿；④双手抓住宝宝的大腿，稍微用力向两侧张开双腿；⑤将宝宝右腿放在左腿上交叉双腿；⑥将左腿放在右腿上交叉双腿。

### 转体、翻身运动

准备动作　宝宝平躺在床上，妈妈一手平放在他的胸部，另一只手垫在宝宝的背部。

具体动作　①将宝宝从仰卧变为侧卧；②再从侧卧变为仰卧。

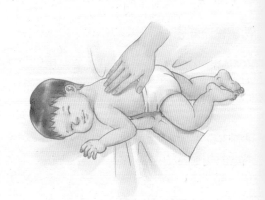

### 游泳运动

准备动作　宝宝俯卧，妈妈双手托住宝宝腹部。

具体动作　①将宝宝托起，抬离床面；②托起宝宝向前后晃动一次；③妈妈空出一只手握住宝宝的两个脚掌，爸爸双手握住宝宝的手腕，两人同时帮助宝宝做游泳动作；④两人从上到下轻轻抚摩宝宝的手臂和腿部。

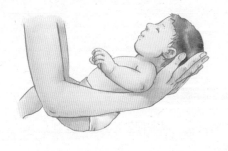

### 坐立运动

准备动作　宝宝平躺在床上，妈妈拉住宝宝的双手。

具体动作　①妈妈从宝宝的肩膀向下抚摩至手背；②再从手背向上抚摩至肩膀；③扶住宝宝的肩膀使其上身慢慢抬起；④妈妈的手掌从宝宝肩膀滑到手腕，并轻轻将宝宝平放到床上。

> **TIPS**　抚触按摩操结束后，妈妈可以躺在床上，并弯曲膝盖，然后把宝宝放在胸前，边抚摩宝宝后背边结束按摩动作。因为能听到妈妈的心跳声，宝宝会感到舒适和安心。

# 7～12个月宝宝的主被动操

宝宝从7个月开始，就会独立坐了，而且能开始学会走路，手脚也比以往更加灵活。对于这个时期的宝宝来说，最需要的就是肌肉力量和柔韧性。因此，这个阶段应该做能提高手臂和腿部力量的按摩，以灵活手脚为主。

## ◆ 做操注意

婴儿主被动操适用于7～12个月的宝宝，每天可做1～2次。做时让宝宝少穿些衣服，注意不要操之过急，要循序渐进地进行。也可以在户外进行锻炼。

此外，在做操的同时，可以做一些诱导动作，能够让宝宝变得更加主动一些。别忘了，在做操的时候依然要喊出节拍来，让动作跟着节拍走，可以培养宝宝的节奏感。

## ◆ 开始做操

### 抬起上半身运动

准备动作　宝宝平躺在床上，妈妈双手拉住宝宝的双臂。

具体动作　①慢慢地抬起宝宝的上半身；②慢慢地放下宝宝。如果宝宝头部接触地面，就再次拉双臂抬起宝宝上半身。拉时不要用力过猛，让宝宝自己用劲坐起来。

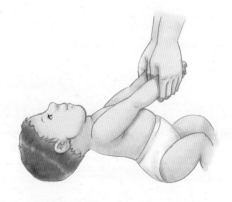

### 抬起腿部的运动

准备动作　宝宝平躺在床上，妈妈双手握住宝宝的脚踝。

具体动作　①双手抓住宝宝脚踝，慢慢地向上抬起；②当宝宝头部刚好离开地面时，慢慢地放下双脚。

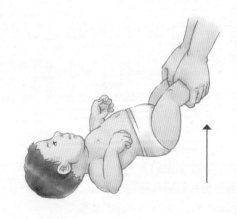

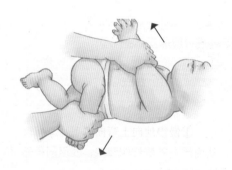

### 手臂和腿部的伸展运动

准备动作　宝宝平躺在床上，妈妈适当揉捏宝宝的手脚做放松动作。

具体动作　①妈妈左手抓住宝宝的右手臂，右手抓住宝宝左腿；②然后向宝宝的左侧推右手，同时右侧推左腿；③用同样的方法拉伸宝宝另一侧的手臂和腿部。

### 放松脚踝的动作

准备动作　宝宝平躺在床上，妈妈双手抓住宝宝的双脚。

具体动作　①握住宝宝的脚踝处，稍用力将宝宝双脚向脚尖方向压一下；②再向脚踝方向推一下。

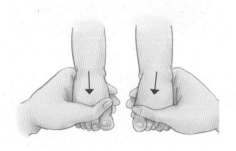

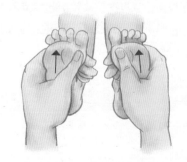

## 压掌蹬脚运动

准备动作　宝宝平躺在床上，妈妈双手手掌分别压在宝宝的脚掌上。

具体动作　①左右和右手同时向上、向下摩擦宝宝的脚掌；②将宝宝的双腿分2次向胸部推进；③双手从宝宝脚踝两侧抚摸至大腿再至腹部。

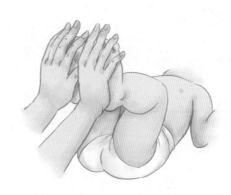

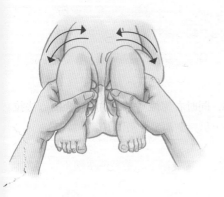

## 旋转腿部的运动

准备动作　宝宝平躺在床上，妈妈双手抓住宝宝的双脚。

具体动作　①慢慢地向上弯曲膝盖；②保持姿势，从内侧向外侧旋转膝盖；③用同样的方法，从外侧向内侧旋转膝盖。

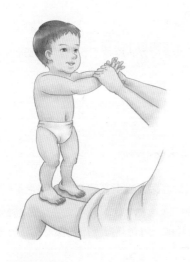

## 拍掌举臂

准备动作　妈妈坐着，宝宝站在妈妈膝盖上。

具体动作　①妈妈握住宝宝的手腕拍掌2次；②保持拍掌的姿势，顺势将手掌贴在宝宝手背上，上下摩擦；③保持握掌姿势，带动宝宝上臂向上分2次抬起；④慢慢将宝宝的双臂放回起始体位。

### 拉伸手臂

准备动作　宝宝站立，妈妈稍蹲，抓住宝宝的双臂。

具体动作　①妈妈轻轻地抬起、放下宝宝；②妈妈小步后退，引导宝宝向前走路。

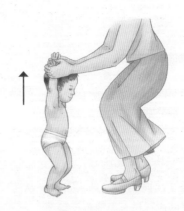

TIPS　做这一动作时，妈妈可以边和宝宝说话边做，最好是抬起放下动作和引导走路动作交叉进行。但需注意，切勿将宝宝抬得过高，这样宝宝容易受伤。

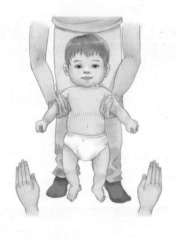

### 扶走运动

准备动作　宝宝站立，爸爸站在宝宝身后，双手扶住宝宝腋下、前臂或手腕。

具体动作　①妈妈用空掌轻轻拍打宝宝的大腿两侧，并轻声对宝宝说"加油"；②爸爸轻轻摇晃宝宝的双臂，对宝宝说"加油"；③扶着宝宝向前学走路。

### 下蹲站立

准备动作　宝宝站立姿势，妈妈站在宝宝前面，爸爸站在宝宝后面。

具体动作　①妈妈右手拿着玩具，左手轻轻摩擦宝宝的耳朵，吸引其注意力；②爸爸轻轻拍打宝宝的背部，逐渐用力，使他因肩膀受力而下蹲；③爸爸握住宝宝的手臂示意其双手伸出握住玩具；④妈妈趁机握住宝宝伸出的手腕，一边轻揉一边将其慢慢拉起恢复站立姿势。

# 1~3 岁宝宝的按摩

1~3岁是宝宝生长发育较为迅速的时期。此时的宝宝，无论是身体还是心理都有了明显的变化，简单的抚触按摩已经不能满足宝宝的需求了。给此阶段的宝宝进行按摩时一般以推法、揉法、运法为多，并需要结合具体的穴位来达到按摩的疗效。

## ◆ 增强体力，缓解疲劳

宝宝都是活泼好动的，但也因此容易出现疲劳的问题。爸妈们适当地给宝宝做一些淋巴结的按摩，能够让宝宝的体力充沛，精神更加饱满，而且还可以帮助宝宝排除体内毒素和废弃物，让宝宝摆脱活动后的疲倦感，促进宝宝的生长发育。

### 相关穴位

颌下淋巴结，位于脖颈根部；锁骨淋巴结，位于锁骨上方；腋窝淋巴结，位于腋下；腹股沟淋巴结，位于大腿根部；膝窝淋巴结，位于膝盖后部。

### 按摩方法

① 用中指和食指的指腹按压宝宝身上的这些淋巴结，以默数 3 个数按压一下，再默数 3 个数就放松手指的频率进行。注意手指始终不要离开皮肤。每个部位按压约 2 分钟。

② 用整个手掌分别依次贴在以上提到的几个部位周围的皮肤上，然后向淋巴结方向缓慢而轻柔地做按摩。每个淋巴结部位做 10 次。

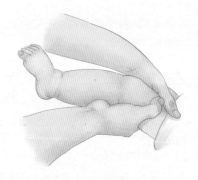

③ 搓热双手，用手掌贴在宝宝上肢和下肢部位，用手指轻轻揉捏肌肉，每个部位揉捏约 2 分钟。

## ◆ 增强肌肉耐受力

1～3岁的宝宝生长发育速度较快，尤其是身高和骨骼的生长，但是肌肉的发育尚未成熟，耐受力比较弱。对于宝宝来说，现阶段尚不能通过大量的运动来增强肌肉耐受力。妈妈可以通过一些特定的按摩手法来代替剧烈运动，以达到增强肌肉耐受力的效果。

### 相关穴位

肩髃穴，位于肩部三角肌上，当臂外展或向前平伸时，当肩峰前下方凹陷处；曲池穴，位于屈肘时，肘横纹桡侧端的凹陷处；合谷穴，位于手背第一、二掌骨之间，靠近第二掌骨桡侧的中点；梁丘穴，在大腿前面，当髂前上棘与髌底外侧端的连线上，髌底上2寸；足三里穴，位于小腿前外侧，外膝眼下3寸，胫骨外侧约一横指处；委中穴，位于膝后腘窝横纹中央，两大筋之间；承山穴，位于腓肠肌交界之尖端，人字形凹陷处；解溪穴，位于踝关节前横纹中，两筋之间凹陷处。

### 按摩方法

① 宝宝呈俯卧姿势，妈妈用拇指从宝宝的肩颈部按揉至尾骨端，约3分钟。

② 宝宝呈俯卧姿势，妈妈用位于手掌的大鱼际在宝宝脊椎两侧的肌肉上来回揉摩约3分钟。

③ 宝宝呈俯卧姿势，妈妈用拇指在宝宝的腰骶部反复按揉3～5分钟，并用空掌叩敲宝宝的腰骶部位50下。

④ 宝宝仰卧，妈妈用双手拿捏宝宝的四肢部位。注意上肢的重点穴位是肩髃穴、曲池穴、合谷穴，下肢的重点穴位是梁丘穴、足三里穴、解溪穴、委中穴和承山穴。

⑤ 妈妈可以给宝宝做肢体的屈伸动作，分别是肘关节、腕关节、髋关节、膝关节和踝关节的屈伸动作，约3分钟。

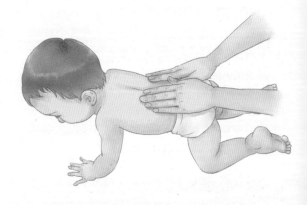

# ◆ 让牙齿顺利生长

现在患龋齿的宝宝越来越多，乳牙期的宝宝都有不少要去看牙医的。龋齿不仅影响了宝宝的咀嚼和消化能力，还会影响到将来恒牙的发育。除了在饮食方面注意补钙之外，爸妈们还可以经常为宝宝做一些跟牙齿有关的按摩，辅助宝宝牙齿顺利生长。

保护宝宝的牙齿，没有特定穴位的按摩，但是妈妈可以通过按摩牙齿周围的部位来实现。有的宝宝可能比较抵触有人去触碰他的牙齿，妈妈不要急于求成，要让宝宝慢慢接受再进行相关的按摩。

## 按摩方法

① 妈妈用洁净的纱布缠在食指上，使宝宝头稍向后仰，用凉开水浸湿手指后放在宝宝牙龈上做水平按揉或画圈，上下牙龈都要按摩，这样操作 2 ~ 3 分钟后为宝宝漱口。

② 用浸湿的缠着纱布的手指指腹从宝宝的牙龈向牙冠方向稍用力推压 2 ~ 3 分钟，为宝宝漱口。

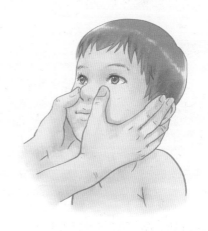

③ 去除纱布，用食指指腹从宝宝鼻子下方开始，用画圈方式按摩宝宝唇周围部位，力度适中。

④ 妈妈用双手拇指指腹放在宝宝鼻翼两侧，然后向两侧耳朵方向分推约 1 分钟。

⑤ 妈妈将双手握拳，用第二关节的指背面轻轻按宝宝脸颊下方的部位约 1 分钟。

> **TIPS** 随着牙齿的萌出和完善，宝宝的口腔动作也越丰富，咀嚼吞咽动作越来越协调。爸妈们除了要给宝宝进行适当按摩之外，还需注意饮食的供给。可以给宝宝吃一些固体食物，并利用宝宝爱模仿的特性，经常示范咀嚼动作给宝宝看，对帮助牙齿的发育和生长有益。

## ◆ 让宝宝爱上吃饭

因为宝宝不爱吃饭、食欲不好的问题，爸妈们常常伤透了脑筋，尤其是 1 ~ 3 岁的宝宝。爸妈们平时要注意帮助宝宝培养正确的饮食习惯，做一些宝宝们爱吃的食物。另外，通过按摩宝宝的足底，也可以帮助提高宝宝的食欲。

### 相关穴位

足底肝反射区，位于右脚足底第四趾骨与第五趾骨之间；足底甲状腺反射区，位于足底内缘第一跖骨与第一趾关节处；足底肾反射区，位于足底中央的深处；足底膀胱反射区，位于足底内侧、内踝的下方跟骨的前缘的突起处；足底脾反射区，位于左脚足底第四跖骨与第五跖骨之间；足底输尿管反射区，位于足底肾反射区与膀胱反射区的一条斜线形状带状区域。

### 按摩方法

① 宝宝仰卧，妈妈用一只手握住宝宝脚踝部，另一只手从脚趾向脚跟部揉搓，直到宝宝的双脚发红发热为止。

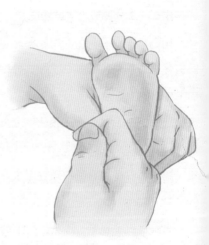

② 妈妈将食指关节弯曲紧扣，拇指的指腹紧贴在食指关节侧面，其他三根手指握拳，将指关节置于肾反射区并施力约 30 秒。

③ 妈妈用食指关节按摩输尿管反射区 30 秒。

④ 用食指关节按摩膀胱反射区 30 秒。

⑤ 妈妈用拇指从上向下推宝宝脚底的甲状腺反射区 1 分钟。

⑥ 妈妈用拇指的指腹点压左脚底的脾反射区 1 分钟。

⑦ 妈妈用拇指的指腹点压左脚底的肝反射区 1 分钟。

## ◆ 让手指更灵活

勤动手，能够很好地促进宝宝的智力发育。爸妈们平时可以用自己的双手经常为宝宝做一些让宝宝手指更具灵活性的按摩，同时适当配以训练宝宝手部的动作，这样既能锻炼宝宝的抓握能力，又能为宝宝的智力发育加分。

## 相关穴位

十宣穴，位于双手的 10 个手指尖，接近指甲边缘处；小鱼际穴，位于手掌正面小拇指根部至掌根间突起处；大鱼际穴（板门），位于手掌正面大拇指根部至掌根间明显突起处；合谷穴，位于手背第一、二掌骨之间，靠近第二掌骨桡侧的中点。

## 按摩方法

① 妈妈用大拇指、食指和中指的指腹按揉宝宝的合谷穴 30 ~ 50 次。

② 用大拇指、食指和中指稍微用力地捏宝宝的十指尖的十宣穴 3 ~ 5 次。

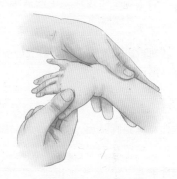

③ 用大拇指、食指和中指掐宝宝的大鱼际 3 ~ 5 次。

④ 妈妈用一只手握住宝宝的腕关节，另一只手握着宝宝的手掌，然后上下左右地活动腕关节约半分钟。

⑤ 一只手握住宝宝的腕关节，另一只手轻轻按揉宝宝的手指，按揉完毕后轻柔地屈伸宝宝的每一根手指，然后握住宝宝手指的指甲部分轻轻地抖动数次。

> **TIPS** 宝宝的手上集中了很多常见的穴位，跟身体健康密切相关，如拇指是脾经，食指是肝经，中指是心经，无名指是肺经，小拇指是肾经。经常按摩宝宝的手指，对宝宝全身各脏器都有很好的保健功能。在为宝宝做这些按摩时，可以两只手交替来做。

## ◆ 提高双足抓攀能力

1 ~ 3岁正是宝宝活泼好动的时期，爸妈们平时可以通过按摩宝宝足部的一些穴位来帮助宝宝锻炼双脚。按摩双足可以对宝宝的运动神经系统产生良性刺激，有利于缓解宝宝下肢的疲倦感，促进宝宝双足的抓攀能力。每一位爸妈都要学会哦。

### 相关穴位

涌泉穴，位于脚掌心前 1/3 与后 2/3 交界的凹陷中；太溪穴，位于足内侧，内踝后方与脚跟骨筋腱之间的凹陷处。

### 按摩方法

① 妈妈用手指搓揉宝宝的前脚掌和足趾，10个脚趾都要揉捏。

② 妈妈用掌根的鱼际从宝宝脚跟拍打至脚趾，然后拍打脚背和踝关节部位。

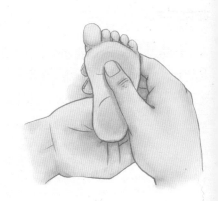

③ 沿着脚背上、脚腕处向脚趾方向做轻轻地推按；推到脚趾后，把各脚趾向脚心部位轻轻按压，停留片刻后，再从脚趾处向下推按到脚跟部位。

④ 用拇指的指腹按揉宝宝的涌泉穴 1 ~ 3 分钟，两只脚都要按。

⑤ 用拇指的指腹按揉宝宝的太溪穴 1 ~ 3 分钟，两只脚都要按。

TIPS　按摩宝宝的脚趾，不仅有利于促进脚部肌肉、韧带以及骨骼组织的生长发育，同时还能够对宝宝的大脑、小脑、内耳和外耳反射区产生良性刺激，促进下肢和脑部神经系统的发育，有利于脚部各组织的生长，增强宝宝下肢的力量。

## ◆ 促进平衡能力和身体的协调

良好的平衡和协调能力对于宝宝的生长发育而言起着不可估量的作用。平衡能力是脑发育的象征，直接影响着宝宝的行走、跳跃和跑步等一系列肢体动作。对宝宝进行适度按摩，能够刺激宝宝神经中枢和各器官的灵敏度，起到增强平衡和协调能力的作用。

### 相关穴位

百会穴，位于头顶正中线与两耳尖连线的交点处；天柱穴，位于后发际正中旁开约 1.3 寸的部位；大椎穴，位于颈后第七颈椎与第一胸椎棘突之间；大钟穴，位于足内侧，内踝后下方，当跟腱附着部的内侧前方凹陷处。

### 按摩方法

① 妈妈搓热双手，然后分别压在宝宝的双眼上，待手心凉了再搓热，再压在宝宝双眼上。如此重复进行数次，让宝宝全身达到放松的状态。

② 妈妈用双手的拇指轻轻按在天柱穴上，按揉 2 ～ 3 分钟。

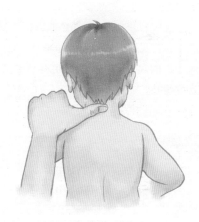

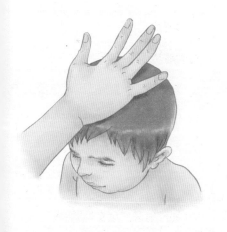

③ 妈妈用拇指从宝宝的天柱穴向下慢慢推按到大椎穴。

④ 妈妈用掌心轻轻按揉宝宝头顶的百会穴。

⑤ 妈妈从宝宝踝关节开始沿着小腿一直按摩到膝盖后面部位。

• Chapter 3 修筑宝宝的保护墙——宝宝日常保健抚触与按摩

# 3～6岁宝宝的按摩

　　3～6岁的宝宝已经处于学龄前期，孩子与外界的接触越来越多，此时为宝宝打下良好的身体基础是赢在起跑线上的必备条件。此时的宝宝按摩可以参照成人进行，多个穴位的组合会达到更好的按摩效果。

## ◆ 健脾益胃

　　小儿脾胃娇弱，一旦外感或内伤都容易伤及脾胃功能，出现食欲不振、泄泻、消瘦等症状。由于小儿自我保护能力差，如果不及时加减衣服，或乱吃东西，易发生腹泻等消化道疾病。通过中医的穴位刺激疗法，则有利于气血的运行和生化，调理脾胃功能，小儿吃饭香，父母也少担心。

### 点揉膻中

定　位　在胸部，当前正中线上，平第四肋间，两乳头连线的中点。

操　作　用食指指腹按顺时针方向旋转点揉膻中穴1分钟，用力应轻柔而均匀，手指不要离开接触的皮肤。

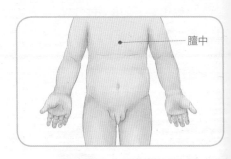

膻中

### 摩揉中脘

定　位　在上腹部，前正中线上，当脐中上4寸。

操　作　用食、中、无名、小指并拢在宝宝的中脘穴按逆时针方向旋转摩揉2分钟。用力应轻柔而均匀，手指不要离开接触的皮肤。

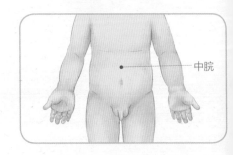

中脘

## 揉脾俞

定　位　在背部，当第十一胸椎棘突下，旁开 1.5 寸。

操　作　用双手拇指指腹分别点在两侧的脾俞穴，然后轻轻地按顺时针方向旋转揉动 1 分钟。用力应轻柔而连绵，手指不要离开接触的皮肤。

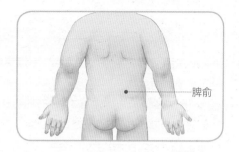

## 按压胃俞

定　位　在背部，当第十二胸椎棘突下，旁开 1.5 寸。

操　作　用双手拇指指腹在宝宝的胃俞穴上按压 1 分钟。拇指要伸直，按压时应垂直用力，宜缓力按之，由轻而重，频起频按，不离其位。

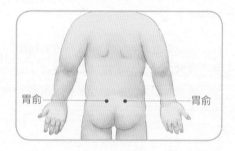

## 足三里

定　位　膝关节外侧凹陷下 3 寸，胫骨前缘旁开 1 寸处。

操　作　用拇指指腹在足三里穴上按顺时针方向揉，揉 50 ~ 100 次。用力应轻柔而均匀。

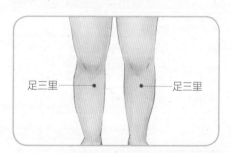

## 捏脊

定　位　颈部大椎穴至尾骨端长强穴成一条直线。

操　作　捏脊前，先在背部来回轻轻抚摸几遍，然后使用捏法从尾骨端一直捏到颈部大椎穴，捏 3 遍，第 3 遍时，每捏 3 下，要轻轻用力上提 1 次。

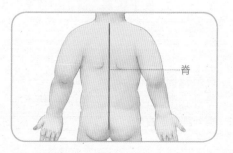

## ◆ 消食化积

小儿饮食不节而脾胃功能又较弱，往往会使消化系统负荷太重，多吃几口或吃了不易消化的东西，就容易产生积食。3岁以下的宝宝，消化功能还不健全，积食不消，过一段时间就使体内过热，表现为舌苔厚、口臭、唇红、小便黄。出现这种状况应及时采取措施治疗，比如采用推拿疗法就可以起到消食化积的作用。

### 点揉中脘

定　位　在上腹部，前正中线上，当脐中上4寸。

操　作　用中指指腹点在宝宝的中脘穴按顺时针方向旋转揉动，点揉1分钟。揉动时手指不要离开接触的皮肤。

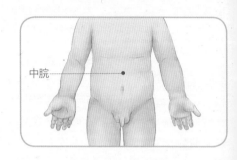

### 按压天枢

定　位　在腹中部，平脐中，距脐中2寸。

操　作　用拇指或食指指尖在宝宝的天枢穴上按压1分钟。按压时要逐渐用力，不要突然或过大用力。

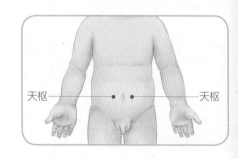

### 按揉气海

定　位　在下腹部，前正中线上，当脐中下1.5寸。

操　作　用拇指指腹按在气海穴上，然后按顺时针方向旋转揉动，按揉1分钟。用力应轻柔而均匀，手指不要离开接触的皮肤。

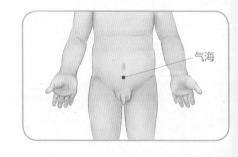

## ◆ 益气补血

益气即补气，气虚症则以少气懒言、动辄喘促、面色苍白、怕风自汗、神疲倦怠、食欲不振、大便泄泻为主症。营养性贫血是指因缺乏生血所必需的营养物质如铁、叶酸、维生素D等，使血红蛋白的形成或红细胞的生成不足，以致造血功能低下的一种疾病。为小儿进行推拿，能够益气养血，恢复小儿健康活力。

### 掌摩神阙

定　位　位于脐窝正中，即肚脐。

操　作　搓热掌心，按在神阙穴轻轻地逆时针摩动2分钟。用力要轻柔适当，速度宜均匀协调。

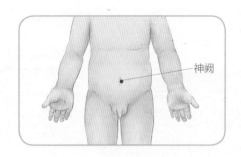

### 按揉气海

定　位　在下腹部，前正中线上，当脐中下1.5寸。

操　作　用拇指指腹按在气海穴上，然后按顺时针方向旋转揉动，按揉1分钟。用力应轻柔而均匀，手指不要离开接触的皮肤。

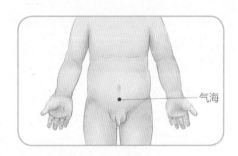

### 拿血海

定　位　屈膝，在大腿内侧，髌底内侧端上2寸，当股四头肌内侧头的隆起处。

操　作　用拇指、食指、中指做钳子状，拿捏宝宝的血海穴1分钟，用力应轻柔而均匀。

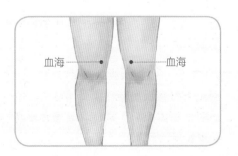

## ◆ 养心安神

　　小儿时期的生理特点是机体柔嫩，气血未充，经脉未盛，神识未发，精气未足，神经系统发育不完全，对于外界事物的刺激反应非常敏感，易受惊吓，严重时甚至导致惊厥。通过推拿的安神保健法可以帮助孩子增补元气，平肝熄风，宁心安神，增强孩子适应外部环境的能力，保护孩子的身心健康。

### 开天门

定　位　两眉中间至发际成一直线。

操　作　用两拇指自下而上交替直线推动天门，推 30 ~ 50 次。用力宜柔和均匀，推动要有节律。

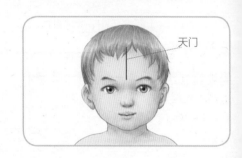

### 按揉耳门

定　位　在面部，当耳屏上切迹的前方，下颌骨髁突后缘，张口有凹陷处。

操　作　将拇指指腹放于耳门穴，其余四指拖于耳后，以顺时针的方向按揉耳门穴 1 分钟。用力应轻柔而均匀，手指不要离开接触的皮肤。

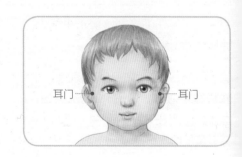

### 按揉百会

定　位　头顶正中线与两耳尖连线的相交处。

操　作　将拇指按在百会穴上，然后按顺时针方向旋转按揉 1 分钟。用力应轻柔而均匀，手指不要离开接触的皮肤。

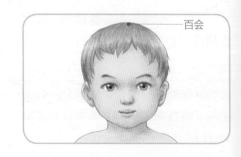

小儿免疫系统有待完善，免疫力较弱，容易感染病菌，患上一些急慢性疾病。为了加速新陈代谢，促进机体发育，增强免疫功能，提高抗病能力，父母除了可以给小儿补充营养，陪小儿锻炼身体外，在日常生活中还可以运用推拿疗法来增强小儿免疫力，以便达到强身健体的目的。

## 点揉关元

定　　位　关元穴又称丹田，位于脐下 2 寸的腹部正中线上。

操　　作　用手指指腹垂直点按在宝宝的关元穴上，继而按顺时针方向旋转揉动，点揉 1 分钟。

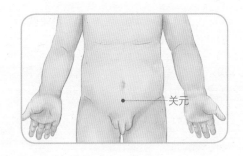

关元

## 按揉肾俞

定　　位　位于第二腰椎棘突下，旁开 1.5 寸处。

操　　作　先用拇指、中指指腹或手掌在肾俞穴上用力按压，再用双手拇指或食、中二指在两侧穴位上做顺时针方向的旋转揉动，如此交替按揉 1 分钟。

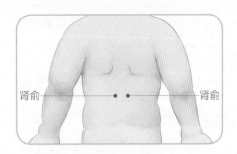

肾俞　　　　　　肾俞

## 推擦涌泉

定　　位　位于足掌心前 1/3 与 2/3 交界处"人"字凹陷中。

操　　作　用拇指指腹从宝宝涌泉穴开始向足趾方向推，用手掌面、大小鱼际部分在涌泉穴上来回擦摩，推擦20 次。

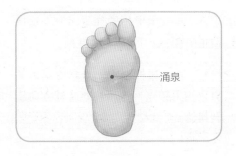

涌泉

### ◆ 醒脑益智

3～6岁的宝宝脑功能越来越完善，此时宝宝大脑的活跃程度是成人的2倍，所以，这一期间是宝宝人生最敏捷的时期，也是智力开发的最佳期。父母平常除了给宝宝提供智力发育的营养需求以及相应的脑力锻炼外，也可以通过按摩刺激儿童的脑力发育，达到醒脑益智的效果。

### 揉太阳

定　位　眉梢与眼角延长线相交处，眉后按之凹陷处。

操　作　以拇指或中指指腹在太阳穴上按顺时针方向揉动，揉30次。

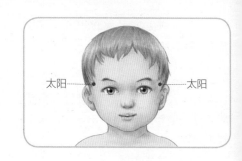

### 按揉百会

定　位　头顶正中线与两耳尖连线的相交处。

操　作　用拇指按压宝宝的百会穴，然后在宝宝的百会穴上按顺时针或逆时针方向旋转揉动，按揉1～3分钟。

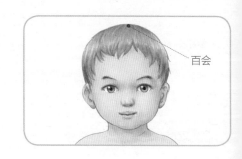

### 按揉内关

定　位　宝宝伸臂仰掌，位于腕横纹正中直上2寸处，两筋之间。

操　作　用拇指或中指指腹在内关穴上用力按压，然后按顺时针方向旋转揉动。如此交替按揉1分钟。

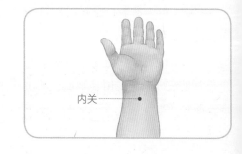

宝宝长大后亭亭玉立、玉树临风是每位父母的心愿。除了要给小儿必要的营养补充外，还要陪同孩子一起进行锻炼。另外，日常生活中如果我们学会一些推拿手法也可以达到使宝宝增高助长的目的。因为通过穴位的推拿、经络的推拿可以增加经络的运行和全身气血的营养，促进新陈代谢，有利于骨骼发育。

## 按揉大椎

定　位　低头时，颈部突出最高处为第七颈椎棘突，下面的凹陷处即为大椎穴。

操　作　用拇指指腹在大椎穴上按压，继而按顺时针方向旋转揉动，按揉1分钟。

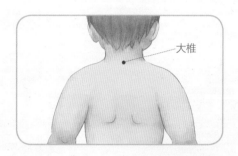

## 按揉百会

定　位　头顶正中线与两耳尖连线的相交处。

操　作　将拇指按在百会穴上，按顺时针方向旋转按揉1分钟，用力轻柔均匀，手指不离开皮肤。

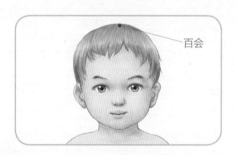

## 横擦命门

定　位　位于背部正中线上，第二腰椎棘突下方。

操　作　用手掌根在此穴位上做横向来回摩擦，以透热为度。着力部位紧贴皮肤，不能强用压力，以免擦伤皮肤。

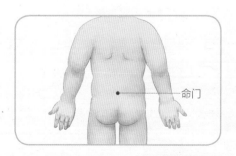

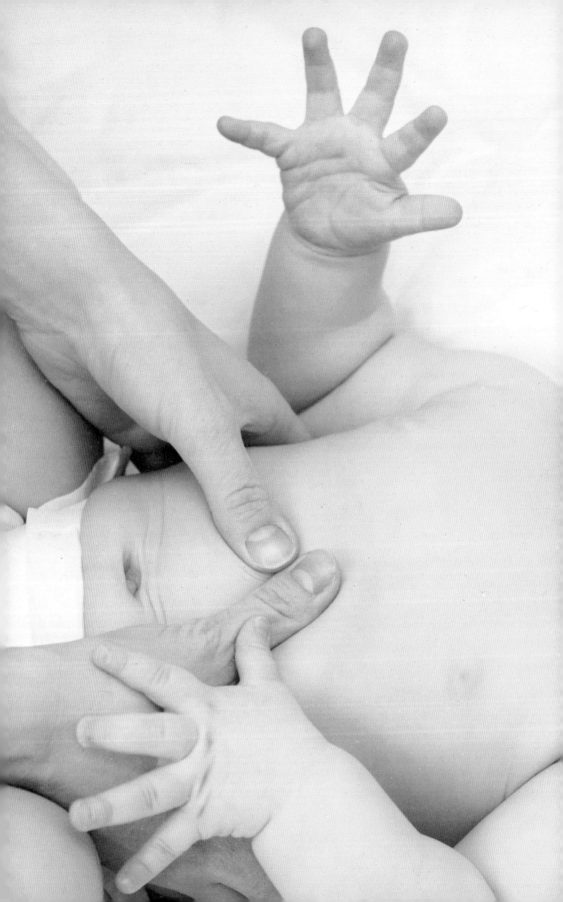

# Chapter 4 赶走恼人的小病小灾——宝宝常见病的按摩法

　　本章主要是在对宝宝常见疾病介绍的基础上为爸爸妈妈推荐相应的按摩穴位和操作手法，仔细阅读您就可以了解宝宝常见病症的致病原因、发病特点，并了解其选穴原理，让您的按摩有理有据，疗效更好，帮助宝宝赶走恼人的小病小灾，铺就健康成长之路。

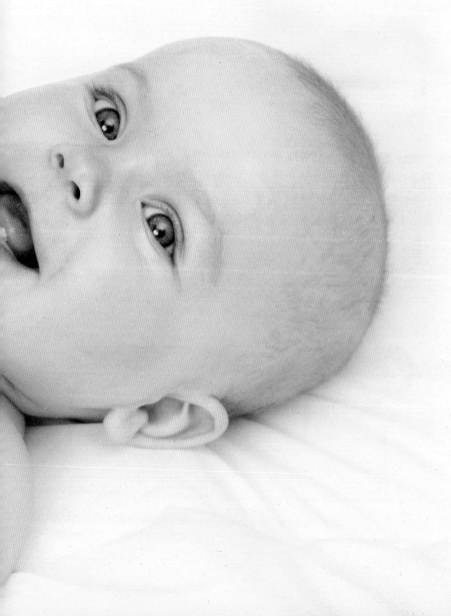

● Chapter 4 赶走恼人的小病小灾——宝宝常见病的按摩法

# 🖐 感冒：速效治疗不吃苦药

感冒，又称"伤风""冒风"，是小儿时期常见的外感性疾病之一。主要由于小儿体虚，抗病能力减弱，遇到气候剧变，机体卫外功能不能适应，邪气趁虚由皮毛、口鼻而入，引起鼻塞、咳嗽、头痛、恶寒发热、全身不适等一系列肺卫症状。本病在季节变换、气候骤变时发病率高，可发生于任何年龄的小儿。

## ◆ 选穴原理

天门解表发汗、明目止痛、开窍醒神；坎宫疏风解表、清热止痛、醒脑明目；太阳宁神醒脑、祛风止痛；迎香祛风通窍；天河水清热解表、泻火除烦；一窝风温中行气、疏风解表；合谷清热解表、疏通经络；三关发汗解表、温阳散寒；肺经宣肺理气、清热止咳。九穴配伍，长期按摩，有助于解表祛邪，缓解感冒引起的不适症状。

## ◆ 按摩处方

### 1 开天门

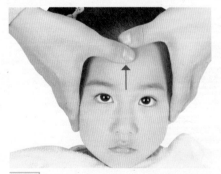

| 定位 | 天门穴位于两眉中间往上至前发际成一直线。 |
| 操作 | 用两拇指自下而上交替直线推动天门1~2分钟。 |

## ② 推坎宫

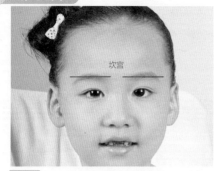

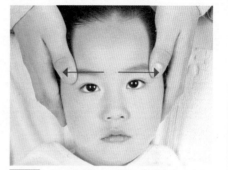

| 定位 | 坎宫穴位于眉心至眉梢成一横线。 |
| --- | --- |

| 操作 | 双手拇指自眉向眉梢做分推，推100次。 |
| --- | --- |

## ③ 运太阳

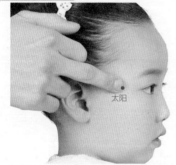

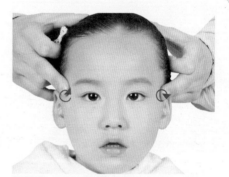

| 定位 | 太阳穴位于耳廓前面，前额两侧，外眼角延长线的上方。 |
| --- | --- |

| 操作 | 以中指指端在太阳穴上，以顺时针方向旋转推动太阳穴，运100次。 |
| --- | --- |

## ④ 揉迎香

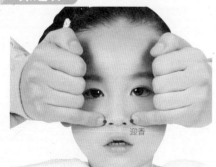

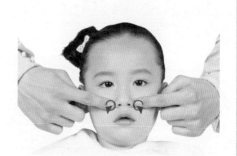

| 定位 | 迎香穴位于鼻翼外缘中点旁，当鼻唇沟中。 |
| --- | --- |

| 操作 | 用双手食指分别按于鼻翼两侧的迎香穴上揉动1～3分钟。 |
| --- | --- |

## 5 清天河水

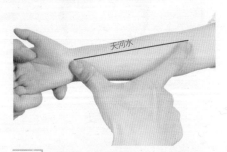

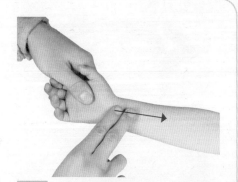

| 定位 | 天河水位于前臂正中，自腕至肘，成一直线。 | 操作 | 用一手食指和中指并拢，用指腹推摩天河水穴，反复操作1～2分钟。 |

## 6 点按一窝风

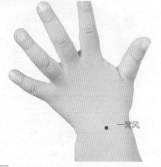

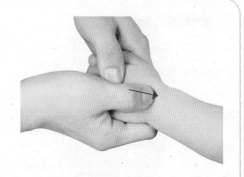

| 定位 | 一窝风穴位于手背，腕横纹正中凹陷处。 | 操作 | 双手托住宝宝手掌部位，用一手拇指指腹点按一窝风穴30～50次。 |

## 7 点按合谷

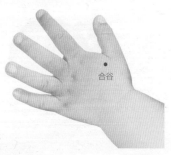

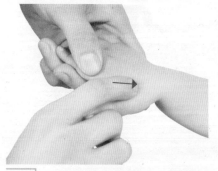

| 定位 | 合谷穴位于虎口，第1、2掌骨间凹陷处。 | 操作 | 双手托住宝宝手掌部位，用食指腹点按合谷穴30～50次。 |

**8 退三关**

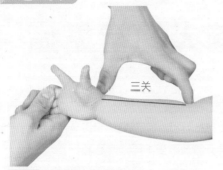

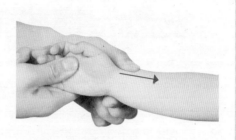

| 定位 | 三关位于前臂桡侧阳池至曲池成一直线。 | 操作 | 用拇指侧面或食、中指指腹自腕推向肘，推100～300次。 |

**9 清肺经**

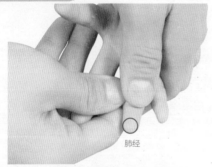

肺经

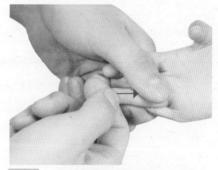

| 定位 | 肺经位于无名指末节罗纹面。 | 操作 | 以拇指指腹在无名指末节指纹上向指根方向直线推动200～300次。 |

# 发热：摆脱恼人的常见病

发热是指小儿体温高出正常标准，是儿科临床上常见的症状之一。因小儿"阳常有余，阴常不足"生理特点，很多急慢性症证均有发热的症状。所谓发热是以全身或部分肌肤灼热为特征，即体温高于 37.2℃者均属发热范畴，热证不在本篇讨论范围。

## ◆ 选穴原理

曲池解表退热、宣肺止咳，坎宫疏风解表止头痛，两穴合用善于缓解感冒发热；天河水清热解表、泻火除烦，可清虚热；六腑清热解毒、消肿止痛，可清里热；肺经宣肺理气、清热止咳；十宣醒神开窍治高热。六穴配伍，长期按摩，可以有效缓解小儿发热。

## ◆ 按摩处方

### 1 按揉曲池

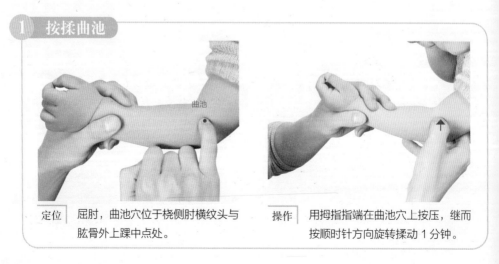

| 定位 | 屈肘，曲池穴位于桡侧肘横纹头与肱骨外上踝中点处。 | 操作 | 用拇指指端在曲池穴上按压，继而按顺时针方向旋转揉动 1 分钟。 |

## ② 推坎宫

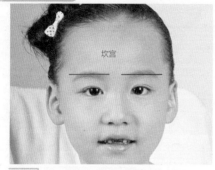 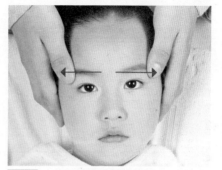

| 定位 | 坎宫穴位于眉心至两眉梢成一横线处。 | 操作 | 双手拇指自眉头向眉梢做分推，推100次。 |

## ③ 清天河水

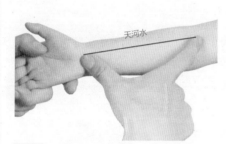 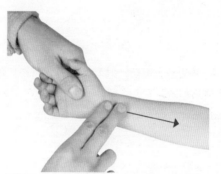

| 定位 | 天河水位于前臂正中，自腕至肘，成一直线。 | 操作 | 用一手食指和中指并拢，用指腹推摩宝宝天河水穴，操作1～2分钟。 |

## ④ 退六腑

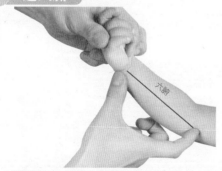 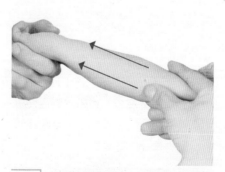

| 定位 | 六腑位于前臂尺侧，阴池穴至肘横纹，成一直线。 | 操作 | 用拇指指腹或食指指腹自肘向腕做直线推动，推100～300次。 |

**5 清肺经**

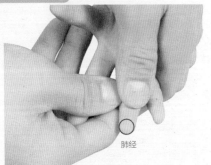

肺经

| 定位 | 肺经位于无名指末节罗纹面。 |
|---|---|

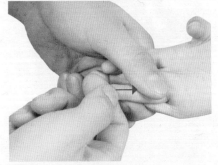

| 操作 | 以拇指指腹在无名指末节指纹上向指根方向直线推动200～300次。 |
|---|---|

**6 掐十宣**

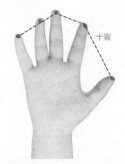

十宣

| 定位 | 十宣穴在手十指尖端，距指甲游离缘0.1寸，左右共10穴。 |
|---|---|

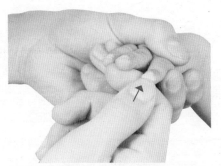

| 操作 | 用拇指指尖依次从拇指掐至小指，称为掐十宣，常规掐3～5次。 |
|---|---|

**妈咪须知**

　　宝宝发热时，妈妈需要注意室内通风，开窗换气，保持空气清新，室温维持在25℃左右。如果孩子四肢冰凉并打寒颤，就要用毛毯覆盖，手脚用热水泡浴；如果手脚温热继而全身出汗，可脱掉过多的衣物。发热的宝宝最好每次进食后用盐水漱口，避免引起舌炎、牙龈炎等。

# 咳嗽：三分治七分养

凡因感受外邪或脏腑功能失调，影响肺的正常宣肃功能，造成肺气上逆作咳，咯吐痰涎的，即称"咳嗽"。咳嗽的病因主要是感受外邪，以风邪为主，肺脾虚弱是其内因。目前咳嗽在临床上发病率较高，冬春季节及寒温不调之时尤为多见，在幼儿身上尤其如此。

## ◆ 选穴原理

风池发汗解表、祛风散寒；中府清肺热，止咳喘；天突通利气道、降痰宣肺；膻中理气止痛、生津增液；清肺经可宣肺理气、清热止咳；清天河水能防止肺热咳嗽；涌泉散热生气、聪耳明目。七穴配伍，长期按摩，可宣肺理气，防治各种因素引起的咳嗽。

## ◆ 按摩处方

### 1 揉风池

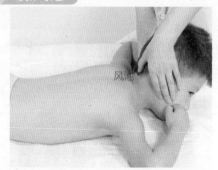
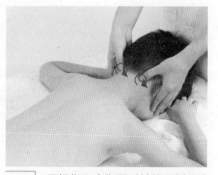

| 定位 | 风池穴位于项部，胸锁乳突肌与斜方肌上端之间的凹陷处。 | 操作 | 用拇指和食指顺时针揉双侧风池穴，按揉50～100次。 |

109

**2** 揉中府

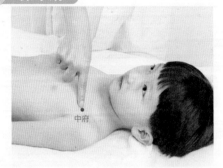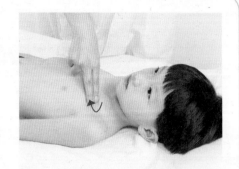

定位　中府穴在胸外侧部，云门下1寸，平第一肋间隙处，距前正中线6寸。

操作　将食指与中指并拢，按顺时针方向揉动中府穴，揉50~100次。

**3** 揉天突

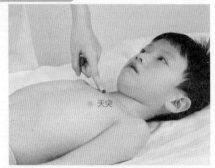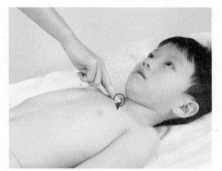

定位　天突穴位于颈部，当前正中线上胸骨上窝中央。

操作　将食指与中指并拢，按顺时针方向旋转揉动天突穴50~100次。

**4** 揉膻中

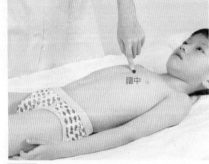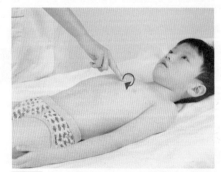

定位　膻中穴位于胸部，当前正中线上，平第四肋间，两乳头连线的中点。

操作　用食指与中指并拢，按顺时针方向揉膻中穴，揉1分钟。

## 5 清肺经

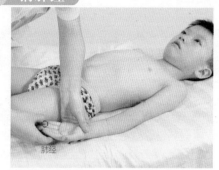

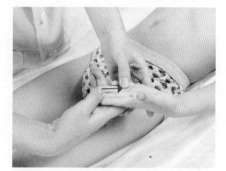

| 定位 | 肺经位于无名指末节罗纹面。 |
|---|---|

| 操作 | 以拇指指腹在无名指末节指纹上向指根方向做直线推动，推 100 次。 |
|---|---|

## 6 清天河水

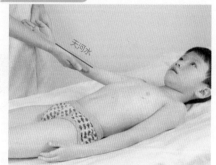

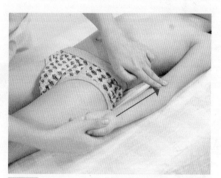

| 定位 | 天河水位于前臂正中，自腕至肘，成一直线。 |
|---|---|

| 操作 | 用食、中二指指腹自腕推向肘部。推 100～300 次。 |
|---|---|

## 7 点按涌泉

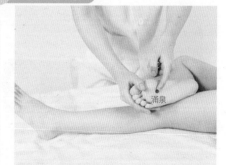

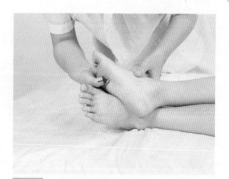

| 定位 | 涌泉穴位于足掌心前 1/3 与 2/3 交界处。 |
|---|---|

| 操作 | 用拇指指腹稍微用力点按涌泉，点按 30～50 次。 |
|---|---|

● Chapter 4 赶走恼人的小病小灾——宝宝常见病的按摩法

# 百日咳：驱除肺经上的寒气

　　小儿百日咳是由百日咳杆菌所引起，是小儿常见的一种呼吸道传染性疾病。以阵发性痉挛咳嗽，伴有鸡鸣样吸气声或吸气样吼声为其主要特征，病程长达2～3个月。发病初期，表现为流鼻涕、打喷嚏、低热、轻微咳嗽，数日后咳嗽加重，转变为阵咳或剧烈咳嗽，可持续2～3周。

## ◆ 选穴原理

　　天河水清热解表、泻火除烦，能抚慰宝宝情绪，积极配合治疗；六腑清热解毒、消肿止痛，缓解宝宝不适；天突降逆止呕、理气平喘，减轻宝宝咳嗽的症状；膻中理气止痛、生津增液，减轻疾病的消耗。四穴配伍，长期按摩，有助于缓解小儿百日咳。

## ◆ 按摩处方

扫一扫，看视频

### 1 推天河水

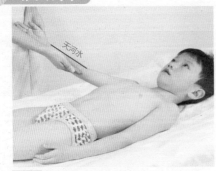

| 定位 | 天河水位于前臂正中，腕横纹至肘横纹，成一直线。 |

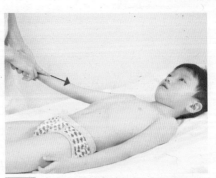

| 操作 | 一手食指和中指并拢，用指腹推摩天河水穴，反复操作1～2分钟。 |

## 2 推六腑

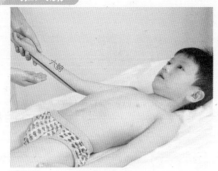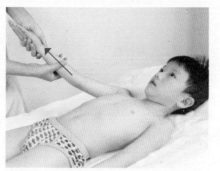

| 定位 | 六腑位于前臂尺侧，阴池穴至肘横纹，成一直线。 | 操作 | 用拇指指腹或食、中指指腹自肘向腕做直线推动。推 100 ~ 300 次。 |

## 3 按天突

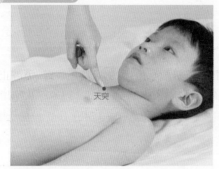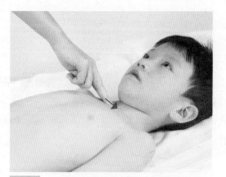

| 定位 | 天突穴位于颈部，当前正中线上胸骨上窝中央。 | 操作 | 将食指和中指并拢，用两指指腹按天突穴，按 50 次，力度稍轻。 |

## 4 按揉膻中

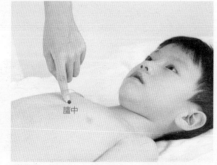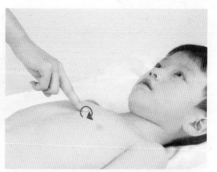

| 定位 | 膻中穴位于胸部，当前正中线上，平第四肋间，两乳头连线的中点。 | 操作 | 用食、中指顺时针按揉膻中穴，以皮肤发红为度，按揉 1~3 分钟。 |

# 哮喘：从根本上护肺

哮喘是小儿时期的常见肺系疾病，以发作性喉间哮鸣气促，呼气延长为特征，严重者不能平卧。本病的发病原因既有内因，又有外因。内因责之于痰饮内伏，与肺脾肾三脏有关，外因主要为感受外邪，接触异气。本病发作有明显的季节性，以冬季及气温多变季节发作为主，年龄以 1 ～ 6 岁多见。

## ◆ 选穴原理

缺盆调理气血、清咽止咳，预防虚喘；中府清肺热、止咳喘，缓解肺热喘咳；天突降逆止呕、理气平喘，膻中宽胸、宣肺、降气，两穴搭配用于缓解哮喘症状；太渊止咳化痰、通调血脉；身柱宣肺清热、宁神镇咳；肺俞疏风解表、宣肺止咳。七穴配伍，长期按摩，有助于缓解小儿哮喘。

## ◆ 按摩处方

### 1 按压缺盆

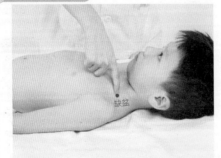
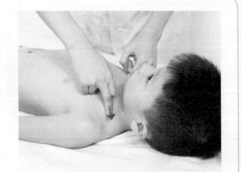

| 定位 | 缺盆穴位于乳头直上，锁骨凹陷处。 | 操作 | 用双手中指指端在宝宝的双侧缺盆穴上用力往下按压 1 分钟。 |

**2 揉中府**

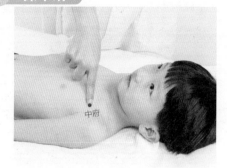

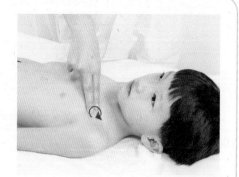

| 定位 | 中府穴位于胸前壁的外上方，前正中线旁开6寸，平第一肋间隙处。 |
|---|---|
| 操作 | 将食指和中指并拢，用两指指腹顺时针揉中府穴，揉1分钟。 |

**3 按天突**

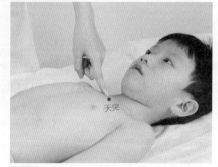

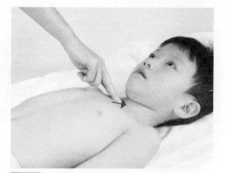

| 定位 | 天突穴位于胸骨上窝凹陷处。 |
|---|---|
| 操作 | 将食指和中指并拢，用两指指腹按天突穴，按50次，力度稍轻。 |

**4 揉膻中**

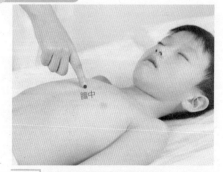

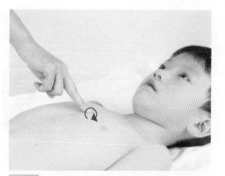

| 定位 | 膻中穴位于胸部正中线上，当两乳头中间，平第四肋间隙。 |
|---|---|
| 操作 | 将食指、中指放在膻中穴上，按顺时针方向旋转揉动，揉2分钟。 |

**5　点按太渊**

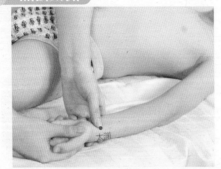 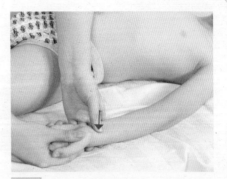

| 定位 | 太渊穴位于腕横纹的桡侧，脉博跳动的地方即是。 |
|---|---|

| 操作 | 用一手拇指指腹点按太渊穴30～50次。 |
|---|---|

**6　点按身柱**

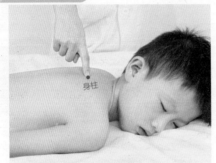 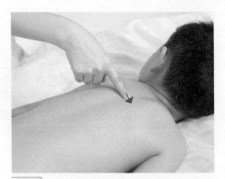

| 定位 | 身柱穴位于背后正中线上，第三胸椎棘突下凹陷处。 |
|---|---|

| 操作 | 用食指指腹垂直点按在宝宝的身柱穴上，点按1分钟。 |
|---|---|

**7　揉肺俞**

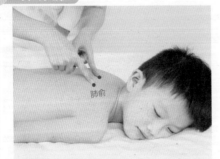 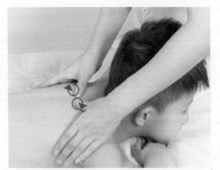

| 定位 | 肺俞穴位于背部，第三胸椎棘突下，旁开1.5寸。 |
|---|---|

| 操作 | 将双手拇指指腹置于左右肺俞穴，揉动50～100次。 |
|---|---|

# 🖐 鼻衄：快速止血的神奇穴位

"阳络伤则血外溢，血外溢则衄血。"宝宝鼻腔黏膜中的微细血管分布较为浓密，且敏感而脆弱，容易破裂导致出血。此外，宝宝脏腑娇嫩，鼻衄还与肺、胃、肝、肾、脾关系较密切，故鼻衄多在宝宝身上发生，男宝宝的发生率多于女宝宝，而且多在夜间发生。

## ◆ 选穴原理

百会升阳举陷、益气固脱，防止血溢脉外；迎香祛风通窍；肺经宣肺理气；合谷镇静止痛、通经活络；太冲疏肝养血，清利下焦；三阴交通经活络、调和气血。六穴配伍，长期按摩，可以有效缓解小儿流鼻血。

## ◆ 按摩处方

### 1 按揉百会

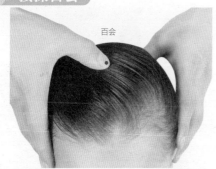
百会

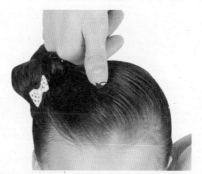

| 定位 | 百会穴位于督脉上，头顶正中线与两耳尖连线的交叉处，居于巅顶。 | 操作 | 用拇指按压百会穴，然后按逆时针方向旋转揉动，按揉 20 次。 |

117

## ② 揉迎香

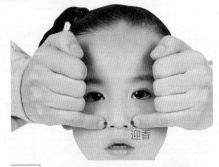

迎香

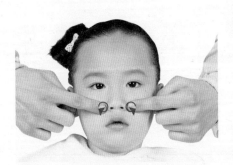

| 定位 | 迎香穴位于大肠经上，在鼻翼旁开约1厘米褶皱中，当鼻唇沟中间。 |
| --- | --- |
| 操作 | 以食指指腹吸定于鼻翼两旁，然后揉动迎香穴，揉30～50次。 |

## ③ 清肺经

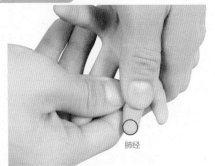

肺经

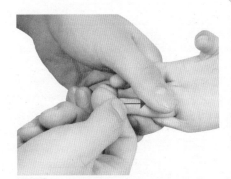

| 定位 | 肺经位于无名指末节罗纹面。 |
| --- | --- |
| 操作 | 以拇指指腹在无名指末节指纹上向指根方向直线推动200～300次。 |

## ④ 掐揉合谷

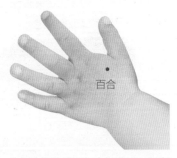

百合

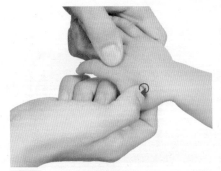

| 定位 | 合谷穴位于拇指与食指并拢时拇指肌肉隆起处。 |
| --- | --- |
| 操作 | 用拇指指腹重掐宝宝双手合谷穴，再用拇指指腹揉此穴，掐揉1分钟。 |

## 5  掐太冲

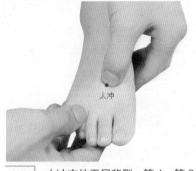
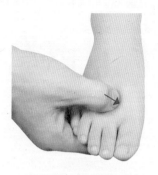

| 定位 | 太冲穴位于足背侧，第1、第2跖骨间隙的后方凹陷中。 |
| --- | --- |
| 操作 | 用大拇指指端垂直用力掐压太冲穴，掐15～20秒钟。 |

## 6  按揉三阴交

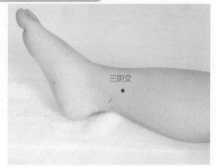
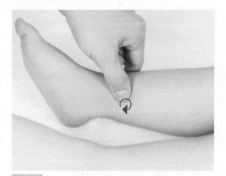

| 定位 | 三阴交穴位于小腿内侧，当足内踝尖上3寸，胫骨内侧缘后方。 |
| --- | --- |
| 操作 | 用拇指指腹按顺时针方向按揉1分钟。 |

妈咪须知

　　鼻衄俗称鼻出血，以单侧鼻孔出血为多。鼻出血属于急症，宝宝一旦患上此症，妈妈要注意保持房间的安静、清洁和空气清新，保持适宜的温度，并适当开窗通风换气；饮食上要给宝宝喂食一些易消化的软食，多吃水果蔬菜，忌辛辣刺激饮食；生活中要注意纠正患儿挖鼻、揉鼻、好奇放置异物于鼻内等的易导致黏膜损伤的不良习惯，以免加重鼻出血，不利于康复。

● Chapter 4 赶走恼人的小病小灾——宝宝常见病的按摩法

# 牙痛：做爱牙牙的宝宝

中医认为"齿为骨之余"，"肾主骨"，足阳明胃之经脉络于龈中，所以齿与肾、龈与胃关系最为密切。从整体观念出发，牙痛往往与外邪侵袭、炎症、肝肾功能失调与不重视自我保健有关。小儿牙痛是指小儿牙齿由内因或外界因素而引起的疼痛，伴有不同程度的牙龈肿胀，一般 6 岁左右的宝宝因为乳牙开始脱落患病较多。

## ◆ 选穴原理

合谷镇静止痛、通经活络，可缓解牙齿疼痛；缺盆调理气血，清咽止咳，可预防牙龈红肿；颊车祛风清热、消炎止痛；下关消肿止痛、益气聪耳、通关利窍；足三里能缓解肾虚牙痛；太溪清热生气；内庭可清热泻火；风池可清体内实火；风府清热散风、通利关窍。九穴配伍，长期按摩，有助于缓解小儿牙痛。

## ◆ 按摩处方

### 1 按揉合谷

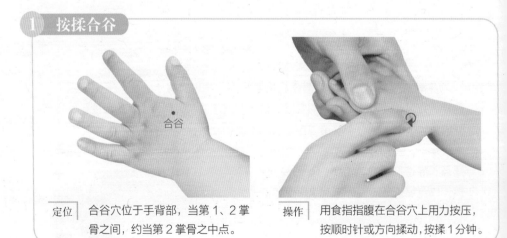

定位 | 合谷穴位于手背部，当第 1、2 掌骨之间，约当第 2 掌骨之中点。

操作 | 用食指指腹在合谷穴上用力按压，按顺时针或方向揉动，按揉 1 分钟。

## ② 按压缺盆

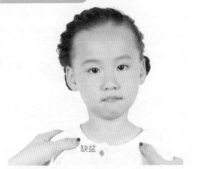
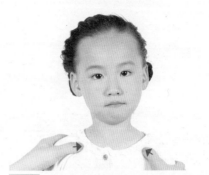

| 定位 | 缺盆穴位于人体的锁骨上窝中央，距前正中线4寸。 |
|---|---|
| 操作 | 用双手拇指指端在宝宝的双侧缺盆穴上用力往下按压1分钟。 |

## ③ 按揉颊车

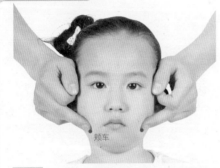
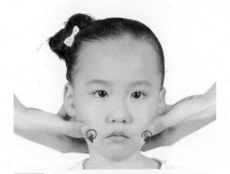

| 定位 | 颊车穴在面颊部，咀嚼时肌肉隆起时出现的凹陷处。 |
|---|---|
| 操作 | 用拇指指腹按在颊车穴上，再顺时针揉动，交替按揉1分钟。 |

## ④ 按揉下关

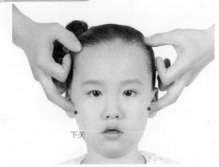
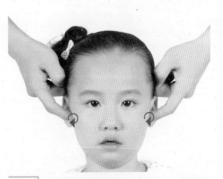

| 定位 | 下关穴位于面部，耳前方，颧骨与下颌之间的凹陷处。 |
|---|---|
| 操作 | 用食指指腹按在下关穴上，顺时针揉动下关穴，揉1分钟。 |

## 5 按揉足三里

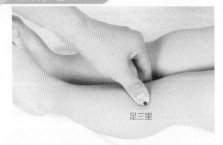

足三里

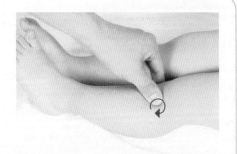

| 定位 | 足三里穴位于犊鼻穴下 3 寸，距胫骨外侧约一横指处。 | 操作 | 用拇指指腹在足三里穴上按压，再按顺时针方向揉动，按揉 1 分钟。 |

## 6 按揉太溪

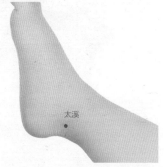

太溪

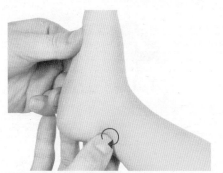

| 定位 | 太溪穴位于足内侧，内踝后方与脚跟骨筋腱之间的凹陷处。 | 操作 | 用拇指指端在该穴上按压继而顺时针方向旋转揉动，按揉 1 分钟。 |

## 7 按揉内庭

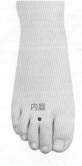

内庭

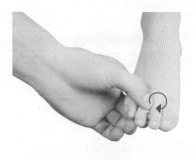

| 定位 | 内庭穴位于足背，第 2、3 趾蹼缘后方赤白肉系处。 | 操作 | 用拇指指腹用力按压内庭穴，然后顺时针方向揉动，按揉 1 分钟。 |

**8** 提拿风池

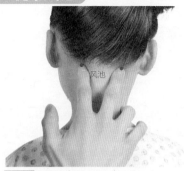

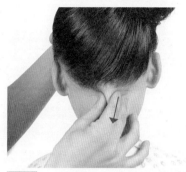

定位 | 耳后枕骨粗隆下缘胸锁乳突肌与斜方肌之间，颅底凹陷当中。

操作 | 以拇指指端与食、中二指指端相对用力提拿两侧风池穴。拿1分钟。

**9** 按揉风府

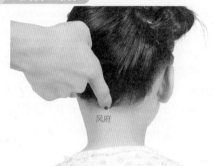

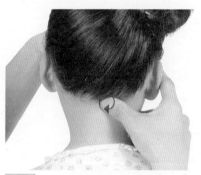

定位 | 风府穴位于后头部，从正中发际直上1寸，两侧斜方肌之间的凹陷处。

操作 | 用大拇指指腹按压风府穴，继而顺时针方向揉动，按揉1分钟。

妈咪须知

　　小儿牙痛势必会影响宝宝的食欲，甚至引起营养不良，影响宝贝的健康成长，因此作为家长一定要引起足够的重视。此时，妈妈要注意给孩子喂养流质食物，易于咀嚼和消化吸收，另外，切忌辛辣刺激，以免刺激牙齿和口腔；必要时带宝宝去看牙医，积极配合医生治疗，也可以采用冰块冰敷牙疼的部位，以缓解暂时的牙痛，消除宝宝的不适感。

# 流涎：健脾益气身体好

小儿流涎症，是一种唾液增多的症状，俗称"流口水"。病理因素常见于口腔和咽部黏膜炎症、脑炎后遗症等所致的唾液分泌过多，吞咽不利。此外，小儿初生时唾液腺尚未发育好也会流涎。若孩子超过 6 个月时还流涎，应考虑是病理现象。此症多见于 6 个月至 1 岁半的小儿。

## 选穴原理

中脘健脾养胃、降逆利水；脾经健脾养胃、调理肠道；板门可促进血液循环，强化身体新陈代谢；小天心能清心经之热；外劳宫温阳散寒、健脾养胃；三关温阳散寒、发汗解表；三阴交通经活络、调和气血；足三里、脾俞、胃俞同用可敛津止涎。十穴配伍，长期按摩，有助于缓解小儿流涎。

## 按摩处方

### 1　按揉中脘

| 定位 | 中脘穴位于上腹部，前正中线上，当脐上 4 寸。 |
| 操作 | 用中指指腹在中脘穴上点按，再做顺时针的揉动，按揉 1 分钟。 |

## 2 清脾经

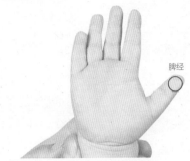
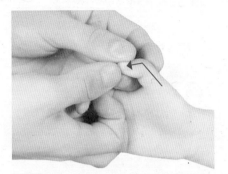

**定位** | 脾经位于拇指末节螺纹面。

**操作** | 用拇指在宝宝拇指桡侧面由指根向指尖方向直推。推 100 次。

## 3 推板门

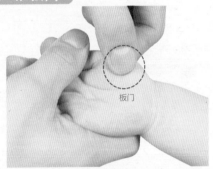
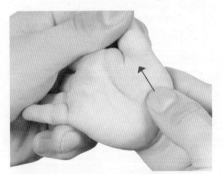

**定位** | 板门穴位于手掌大鱼际表面（双手拇指近侧，在手掌肌肉隆起处）。

**操作** | 用拇指指腹在宝宝的手掌大鱼际平面上旋转推动。推 200 次。

## 4 揉小天心

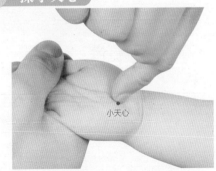
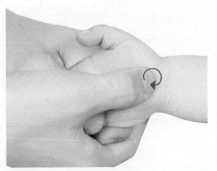

**定位** | 小天心穴位于大小鱼际交界处凹陷中，内劳宫穴之下，总筋之上。

**操作** | 用拇指或中指在宝宝的小天心上按顺时针揉动，揉 20 次。

**5** 揉外劳宫

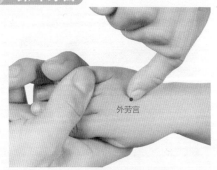

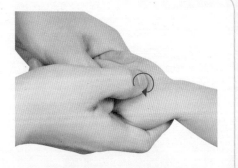

| 定位 | 外劳宫穴位于手背侧，第 2、3 掌骨之间，掌指关节后 0.5 寸处。 | 操作 | 用拇指在宝宝的手背外劳宫穴按顺时针方向揉动，揉 50 次。 |

**6** 推三关

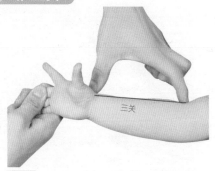

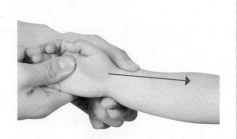

| 定位 | 三关位于前臂桡侧阳池至曲池成一直线。 | 操作 | 用拇指指腹自腕推向肘，推 100～300 次。 |

**7** 按揉三阴交

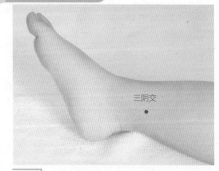

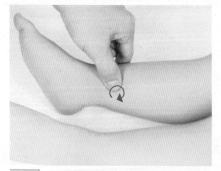

| 定位 | 三阴交穴位于小腿内侧，当足内踝尖上 3 寸，胫骨内侧缘后方 | 操作 | 用拇指指腹在三阴交穴上顺时针方向旋按揉 1～3 分钟。 |

**8** 揉足三里

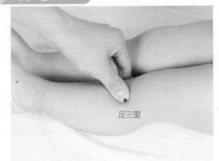 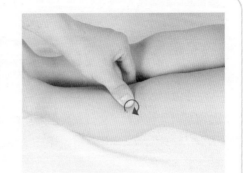

定位 ｜ 足三里穴位于犊鼻穴下3寸，距胫骨外侧约一横指处。

操作 ｜ 用拇指指腹在足三里穴上按顺时针方向揉50次。

**9** 按揉脾俞

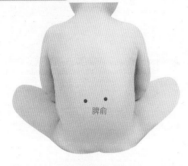 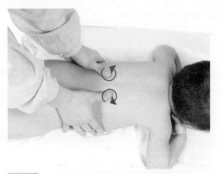

定位 ｜ 脾俞穴位于背部，当第十一胸椎棘突下，旁开1.5寸。

操作 ｜ 用双手拇指指腹分别按揉两侧的脾俞穴，按揉1分钟。

**10** 按揉胃俞

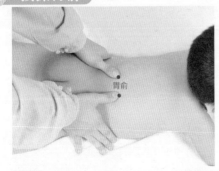 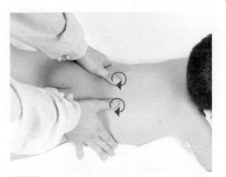

定位 ｜ 胃俞穴位于背部，当第十二胸椎棘突下，旁开1.5寸。

操作 ｜ 用双手拇指指腹在两侧胃俞穴上按顺时针方向按揉2分钟。

# 腹泻：清洁宝宝的脾胃

腹泻是以大便次数增多，粪质稀薄或如水样为特征的一种小儿常见病。小儿泄泻发生的原因，以感受外邪、内伤饮食、脾胃虚弱为多见，致使大肠的传导功能和小肠的泌别清浊功能失常而发病。本病以 2 岁以下的小儿最为多见。虽一年四季均可发生，但以夏秋季节发病率为高，秋冬季节发生的腹泻，容易引起流行。

## ◆ 选穴原理

补脾经能健脾胃、补气血；补大肠能调补肠胃；捏脊能增强小儿脾胃功能；中脘健脾养胃、降逆利水；天枢是阳明脉气所发，主疏调肠腑；内劳宫清热除烦、疏风解表；足三里通络导滞；脾俞健脾和胃、止吐止泻；胃俞和胃助运、消食化积；上推七节骨可治疗腹泻。十穴配伍，长期按摩，有助于缓解小儿腹泻。

## ◆ 按摩处方

### 1 补脾经

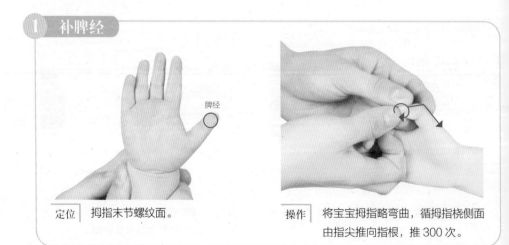

| 定位 | 拇指末节螺纹面。 |

| 操作 | 将宝宝拇指略弯曲，循拇指桡侧面由指尖推向指根，推 300 次。 |

脾经

**2 补大肠**

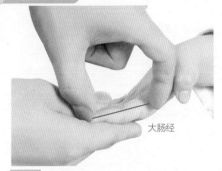

大肠经

| 定位 | 食指桡侧自指尖至虎口成一条直线。 |

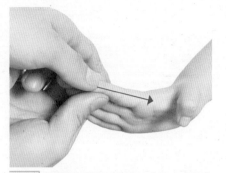

| 操作 | 用拇指侧面或指腹从食指尖直推向虎口。推 150 次。 |

**3 捏脊**

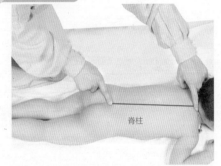

脊柱

| 定位 | 脊柱位于背部，从大椎穴至尾椎骨端的一条直线。 |

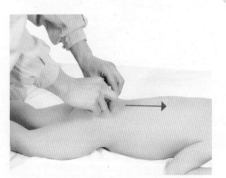

| 操作 | 从尾椎骨骨端一直捏到颈部大椎穴处，捏 5～10 次。 |

**4 揉中脘**

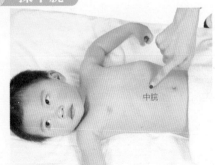

中脘

| 定位 | 中脘穴位于上腹部，前正中线上，当脐上 4 寸。 |

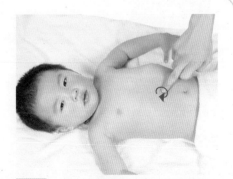

| 操作 | 用中指指腹在宝宝的中脘穴按顺时针方向按揉 3 分钟。 |

**5　揉天枢**

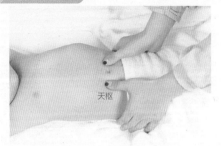
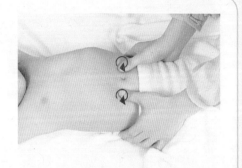

定位　天枢穴位于脐中旁开2寸。

操作　将双手拇指分别点按在两侧的天枢穴，按顺时针方向揉动，揉200次。

**6　揉内劳宫**

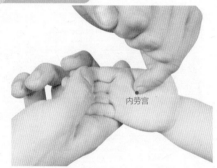
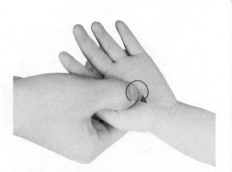

定位　内劳宫穴位于背部，当第2、3掌骨之间。

操作　用拇指指端在宝宝的内劳宫穴处按顺时针方向的旋转按揉100次。

**7　揉足三里**

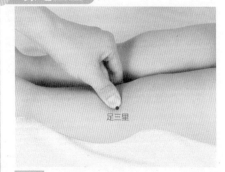
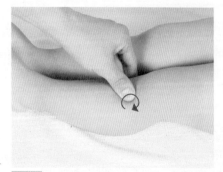

定位　足三里穴位于犊鼻穴下3寸，距胫骨外侧约一横指处。

操作　用拇指指腹在足三里穴上按顺时针方向揉50次。

## 8 按揉脾俞

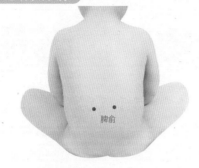
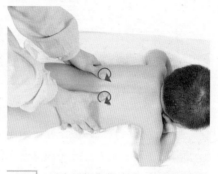

| 定位 | 脾俞穴位于背部，当第十一胸椎棘突下，旁开1.5寸。 |
| --- | --- |
| 操作 | 用双手拇指指尖分别放在两侧的脾俞穴，按顺时针方向按揉1分钟。 |

## 9 按揉胃俞

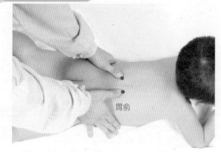
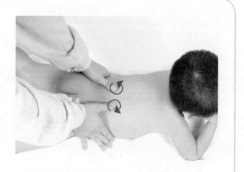

| 定位 | 胃俞穴位于背部，当第十二胸椎棘突下，旁开1.5寸。 |
| --- | --- |
| 操作 | 用双手拇指指腹在胃俞穴上按压，再按顺时针方向揉动，按揉1分钟。 |

## 10 上推七节骨

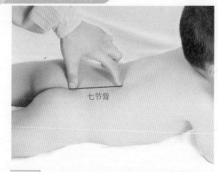
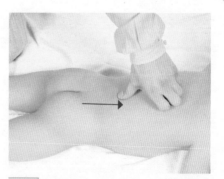

| 定位 | 七节骨位于第四腰椎至尾椎骨端，成一条直线。 |
| --- | --- |
| 操作 | 用拇指指腹自下向上直推上七节骨，推200次。 |

# 便秘：便便通畅，心情舒畅

小儿便秘是指患儿1周内排便次数少于3次的病症。新生儿正常排便为出生一周后一天排便4~6次，3~4岁的小儿排便次数一天1~2次为正常。便秘是临床常见的复杂症状，而不是一种疾病，主要是指排便次数减少、粪便量减少、粪便干结等病理现象，通常以排便频率减少为主要症状，多由于排便规律改变所致。

## ◆ 选穴原理

摩腹既可健脾助运而直接防治脾胃诸疾，又可培植元气，使气血生化机能旺盛；天枢消食导滞、祛风止痛；合谷镇静止痛、通经活络；足三里通络导滞；大肠经清利肠腑、消食导滞；补脾经可健脾调中、消食化积；下推七节骨可治疗便秘。七穴配伍，长期按摩，有助于缓解小儿便秘。

## ◆ 按摩处方

### 1 摩腹

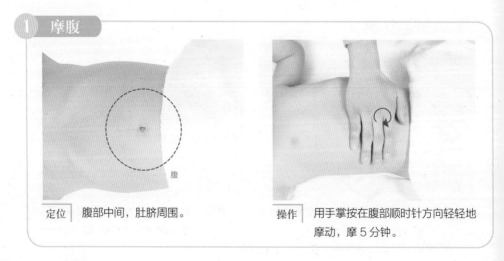

| 定位 | 腹部中间，肚脐周围。 | 操作 | 用手掌按在腹部顺时针方向轻轻地摩动，摩5分钟。 |

## 2　揉天枢

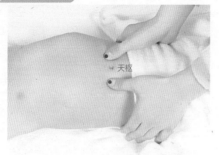 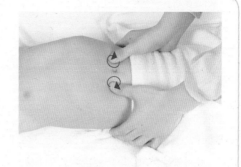

| 定位 | 天枢穴位于脐中旁开 2 寸。 |
| --- | --- |

| 操作 | 用拇指指腹分别点按在两侧的天枢穴，按顺时针方向揉动，揉 200 次。 |
| --- | --- |

## 3　掐揉合谷

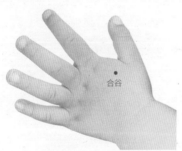 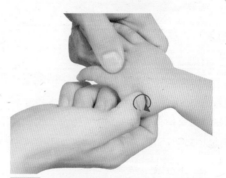

| 定位 | 合谷穴位于手背，第 1、2 掌骨间，第 2 掌骨桡侧的中点。 |
| --- | --- |

| 操作 | 用拇指指端掐合谷穴，继而用拇指指腹揉此穴，交替掐揉 1 分钟。 |
| --- | --- |

## 4　揉足三里

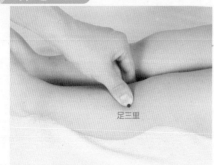 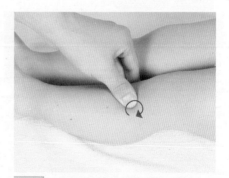

| 定位 | 足三里穴位于犊鼻穴下 3 寸，距胫骨外侧约一横指。 |
| --- | --- |

| 操作 | 用拇指指腹在足三里穴上按压，再按顺时针方向揉动，按揉 1 分钟。 |
| --- | --- |

### 5 清大肠

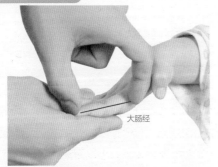

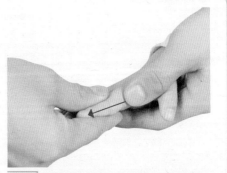

| 定位 | 大肠经位于食指桡侧缘，自指尖至虎口成一直线。 |
| --- | --- |
| 操作 | 用拇指指腹在食指桡侧面从指根往指尖方向推，推200次。 |

### 6 补脾经

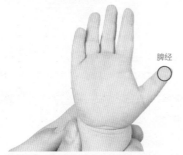

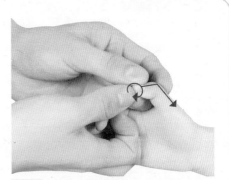

| 定位 | 脾经位于大拇指末节螺纹面。 |
| --- | --- |
| 操作 | 将宝宝拇指略弯曲，循拇指桡侧面由指尖推向指根，推300次。 |

### 7 下推七节骨

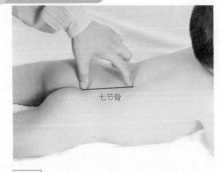

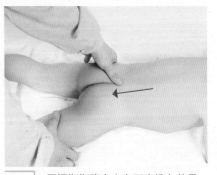

| 定位 | 七节骨位于第四腰椎至尾椎骨端，成一条直线。 |
| --- | --- |
| 操作 | 用拇指指腹自上向下直推七节骨，推300次。 |

# 食积：增强孩子胃动力

食积是因小儿喂养不当，内伤乳食，停积胃肠，脾运失司所引起的一种小儿常见的脾胃病证。"食滞不消，日久成积"，与西医学消化不良相近。本病一年四季皆可发生，夏秋季节，暑湿易于困遏脾气，发病率较高。小儿各年龄组皆可发病，但以婴幼儿多见。

## ◆ 选穴原理

中脘健脾养胃、降逆利水；天枢是阳明脉气所发，主疏调肠腑、理气行滞、消食；合谷调理肠胃、宽中理气；足三里生发胃气、燥化脾湿；上巨虚属足阳明胃经，是大肠的下合穴，可调肠和胃；丰隆健脾化痰、和胃降逆；脾俞健脾和胃、止吐止泻；胃俞和胃助运、消食化积；膀胱俞利膀胱、强腰脊。九穴配伍，长期按摩，有助于缓解小儿食积。

## ◆ 按摩处方

### 1 摩中脘

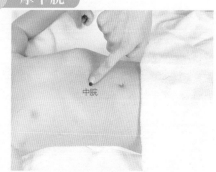
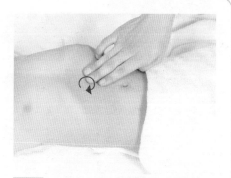

| 定位 | 中脘穴位于腹中线，肚脐眼上4寸。 | 操作 | 用食、中、无名指指腹在中脘穴上按顺时针或逆时针方向摩5分钟。 |
|---|---|---|---|

**2 按揉天枢**

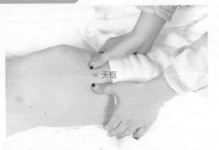 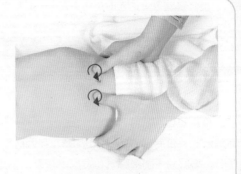

**定位** 天枢穴位于脐中旁开 2 寸。

**操作** 用拇指指尖按压天枢穴，然后按顺时针方向旋转揉动，按揉 1 分钟。

**3 掐揉合谷**

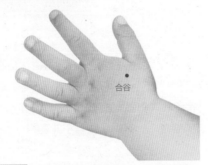 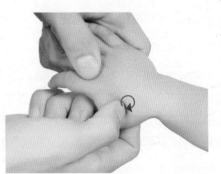

**定位** 合谷穴位于手背，第 1、2 掌骨间，第 2 掌骨桡侧的中点。

**操作** 用拇指指尖掐揉合谷穴，两侧合谷交替掐揉 1 分钟。

**4 按揉足三里**

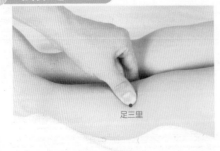 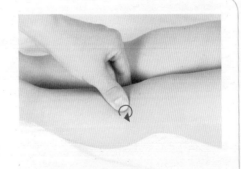

**定位** 足三里穴位于犊鼻穴下 3 寸，距胫骨外侧约一横指处。

**操作** 先用拇指指腹按压足三里穴，再按顺时针方向揉动，交替按揉 1 分钟。

## 5 按揉上巨虚

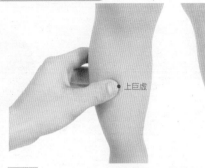
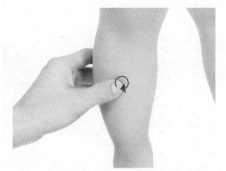

| 定位 | 上巨虚穴在小腿前外侧，当犊鼻穴下6寸，距胫骨前缘一横指。 |
|---|---|
| 操作 | 用拇指指尖按压上巨虚穴，继而按顺时针方向揉动，交替按揉1分钟。 |

## 6 按揉丰隆

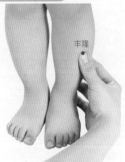
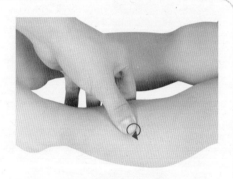

| 定位 | 丰隆穴位于外踝尖上8寸，胫骨前缘外侧1.5寸，胫骨之间。 |
|---|---|
| 操作 | 用拇指指腹按顺时针方向按揉丰隆穴1~3分钟。 |

## 7 按揉脾俞

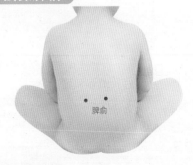
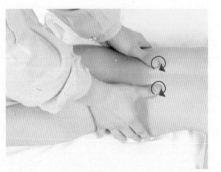

| 定位 | 脾俞穴位于背部，第十一胸椎棘突下，旁开1.5寸。 |
|---|---|
| 操作 | 用双手拇指指腹分别按顺时针方向按揉两侧脾俞穴，按揉1分钟。 |

### 8 按揉胃俞

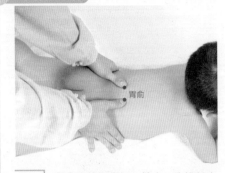 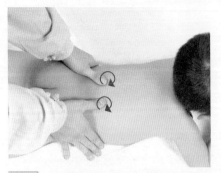

| 定位 | 胃俞穴位于背部，第十二胸椎棘突下，旁开1.5寸。 |
|---|---|
| 操作 | 先用双手拇指指腹按压胃俞穴，再按顺时针方向揉动，按揉1分钟。 |

### 9 按揉膀胱俞

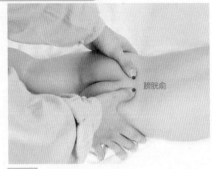 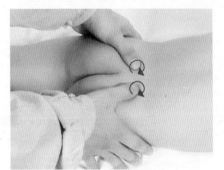

| 定位 | 膀胱俞穴位于骶部，当骶正中嵴旁开1.5寸。 |
|---|---|
| 操作 | 先用双手拇指指腹按压膀胱俞穴，再按顺时针方向揉动，按揉1分钟。 |

妈咪须知

　　宝宝食积时，调整饮食是关键。首先饮食应适度，妈妈应适当减少宝宝的食物总量，节制零食，避免吃脂肪过多的食物，不要过食煎炒和肥腻的不消化食物，忌暴饮暴食。宜选择新鲜的、清淡可口和易于消化，并且富含维生素和蛋白质的食物，可以多吃点新鲜蔬果，以增加宝宝的胃动力，促进康复。

# 疳证：将宝宝养得壮壮的

疳证是由于喂养不当，或因多种疾病的影响，导致脾胃受损，气液耗伤而形成的一种小儿慢性病证。本病相当于西医学营养不良。由于本病起病缓慢，病程较长，迁延难愈，严重影响小儿生长发育，甚至导致阴竭阳脱，卒然而亡。故前人视为恶候，列为儿科四大要证之一。

## 选穴原理

补脾经可健脾调中、补血生肌、消食化积，改善小儿肠道吸收，促进生长发育；揉板门可健脾和胃、消食化积，改善脾胃功能，促进营养物质的吸收；清大肠有清除肠道宿便，促进肠道运动的作用。三穴配伍，长期按摩，可有效改善小儿疳证。

## 按摩处方

### 1 补脾经

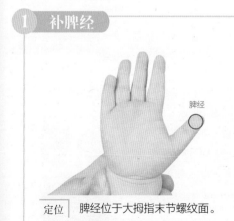

定位　脾经位于大拇指末节螺纹面。

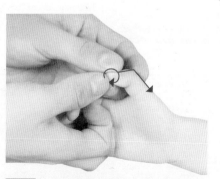

操作　将宝宝拇指略弯曲，循拇指桡侧面由指尖推向指根，推300次。

## 2 揉板门

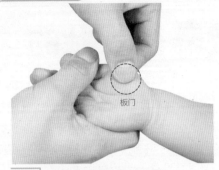

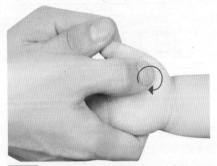

| 定位 | 板门穴位于手掌大鱼际处。 |
| --- | --- |

| 操作 | 用拇指按顺时针方向揉板门穴，揉100次。 |
| --- | --- |

## 3 清大肠

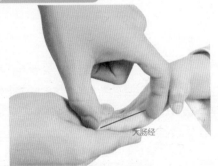

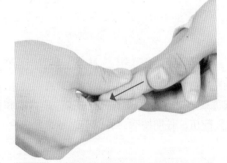

| 定位 | 大肠经位于食指桡侧边，从指尖至虎口边缘处。 |
| --- | --- |

| 操作 | 用拇指指腹在宝宝食指近拇指侧从指根往指尖方向推200次。 |
| --- | --- |

妈咪须知

　　疳证患儿一般全身消瘦，需要补充足够的营养，但是他们的脾胃功能较差，过于滋补反而有损脾胃，使病情加重。因此要根据患儿的食欲和消化能力，进行适度的营养补充，在喂养方面，应注意遵循先稀后干，先素后荤，先少后多，先软后硬的原则。注意少吃油腻生冷食品，要多吃清淡而富于营养的食物，如鸡蛋、虾仁、鱼肉、新鲜蔬果等，以增强体质和保护脾胃。

# 厌食：妙手送香

　　厌食指小儿较长时期不思进食，厌恶摄食的一种病症。厌食患儿一般症状不多，辨证要区别以运化功能改变为主，还是以脾胃气阴不足之象已现为主。本病在儿科临床上发病率较高，尤在城市儿童中多见。好发于 1 ~ 6 岁的小儿。因患儿不喜进食很容易导致营养不良、贫血、佝偻病及免疫力低下等症状，严重者还会影响其身体和智力的发育。

## ◆ 选穴原理

　　中脘健脾养胃、降逆利水；神阙温阳散寒、消食导滞；天枢消食导滞、祛风止痛；足三里通络导滞；上巨虚属足阳明胃经，是大肠的下合穴，可调肠和胃；补脾经能健脾胃、补气血；脾俞健脾和胃、止吐止泻；胃俞和胃助运、消食化积；膀胱俞利膀胱、强腰脊。九穴配伍，长期按摩，有助于缓解小儿厌食。

## ◆ 按摩处方

### 1 揉中脘

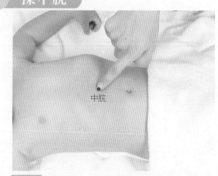

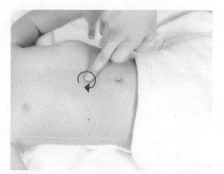

| 定位 | 中脘穴位于腹中线，肚脐眼上4寸。 |

| 操作 | 用中指在宝宝的中脘穴上按顺时针方向旋转揉动，揉 50 ~ 100 次。 |

141

## ② 掌摩神阙

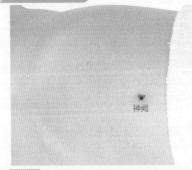

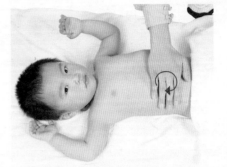

| 定位 | 神阙穴在腹中部，脐中央。 |
|---|---|

| 操作 | 用手掌在宝宝的神阙穴轻轻地摩动，顺时针逆时针各摩 5 分钟。 |
|---|---|

## ③ 揉天枢

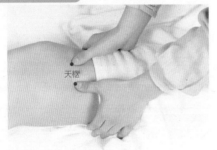

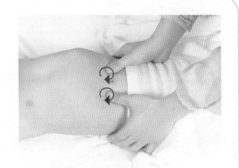

| 定位 | 天枢穴位于脐中旁开 2 寸。 |
|---|---|

| 操作 | 用双手拇指指腹分别按顺时针方向揉动两侧的天枢穴，揉 100 次。 |
|---|---|

## ④ 揉足三里

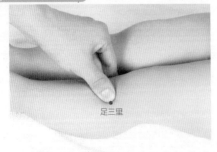

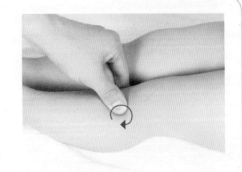

| 定位 | 足三里穴位于犊鼻穴下 3 寸，距胫骨外侧约一横指处。 |
|---|---|

| 操作 | 用拇指指端在足三里穴上按顺时针方向揉动，揉 50～100 次。 |
|---|---|

**5** 按揉上巨虚

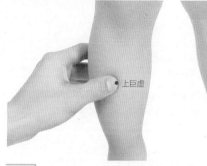

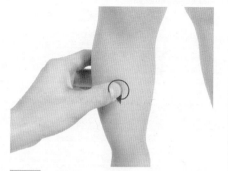

定位 上巨虚穴在小腿前外侧，当犊鼻穴下6寸，距胫骨前缘一横指。

操作 用拇指指尖按压上巨虚穴，继而按顺时针方向揉动，交替按揉1分钟。

**6** 补脾经

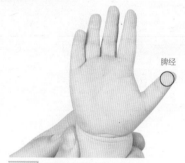

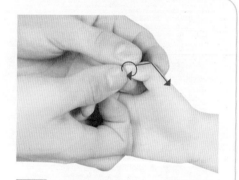

定位 拇指末节螺纹面。

操作 将宝宝拇指略弯曲，循拇指桡侧面由指尖推向指根，推300次。

**7** 揉脾俞

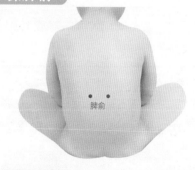

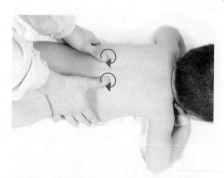

定位 脾俞穴位于背部，第十一胸椎棘突下，旁开1.5寸。

操作 用双手拇指指尖分别放在两侧的脾俞穴，按顺时针方向揉动1分钟。

**8 揉胃俞**

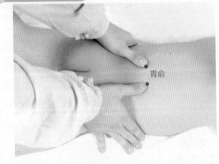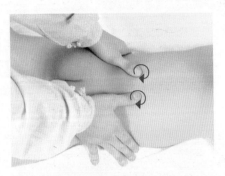

胃俞

| 定位 | 胃俞穴位于背部，第十二胸椎棘突下，旁开1.5寸。 |
| --- | --- |

| 操作 | 用双手拇指指尖分别放在两侧的胃俞穴，按顺时针方向揉动1分钟。 |
| --- | --- |

**9 按揉膀胱俞**

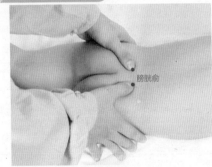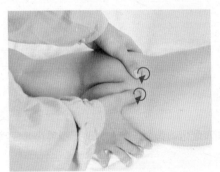

膀胱俞

| 定位 | 膀胱俞穴位于骶部，当骶正中嵴旁开1.5寸。 |
| --- | --- |

| 操作 | 用拇指指腹按压膀胱俞穴，再按顺时针方向揉动，交替按揉1分钟。 |
| --- | --- |

**妈咪须知**

宝宝厌食是让妈妈头痛的一件事情，要想宝宝吃饭香，还是得从饮食上抓起。定时、按顿进食，饭前不吃零食，以免血糖升高影响食欲，饭后吃水果，睡醒午觉可以集中吃些糕点和糖果。家长要注意经常变换饮食的花样品种、荤素搭配、不要偏食。要保持轻松愉快的进食情绪。此外，积极治疗原发病，如为全身疾病引起的厌食，原发病治愈后，食欲自然会增加。

# 夜啼：按摩保安康

婴儿白天能安静入睡，入夜则啼哭不安，时哭时止，或每夜定时啼哭，甚则通宵达旦，称为夜啼。本病主要因脾寒、心热、惊恐所致。若喂以乳食、安抚亲昵、更换潮湿尿布、调整衣被厚薄后，啼哭可很快停止，不属病态。夜啼多见于新生儿及6个月内的小婴儿，多因小儿脾寒、神气未充、心火上乘、食积等所致。

## ◆ 选穴原理

心经养心安神、清热除烦；肝俞疏肝理气、通络明目；胆俞疏肝利胆、清热化湿；脾俞健脾和胃、止吐止泻；膻中理气止痛、生津增液；中脘和胃健脾、降逆利水，避免食积引起小儿夜啼；神门宁心安神；足三里生发胃气、燥化脾湿；三阴交通经活络、调和气血。九穴配伍，长期按摩，有助于缓解小儿夜啼。

## ◆ 按摩处方

**1 清心经**

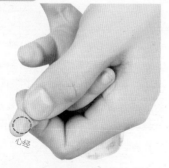

| 定位 | 心经位于中指末节螺纹面。 |

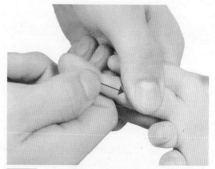

| 操作 | 在宝宝的中指末节螺纹面往指根方向做直线推动，推100～500次。 |

**2 揉肝俞**

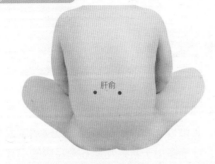

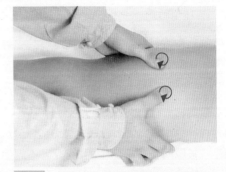

| 定位 | 肝俞穴位于背部，当第九胸椎棘突下，旁开1.5寸。 |
| --- | --- |
| 操作 | 用拇指指腹按压肝俞穴，再按顺时针方向揉动，交替按揉1分钟。 |

**3 按揉胆俞**

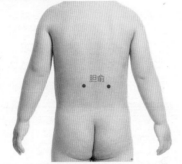

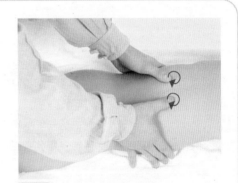

| 定位 | 胆俞穴位于背部，当第十胸椎棘突下，旁开1.5寸。 |
| --- | --- |
| 操作 | 用拇指指腹按压胆俞穴，再按顺时针方向揉动，交替按揉1分钟。 |

**4 揉脾俞**

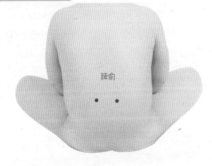

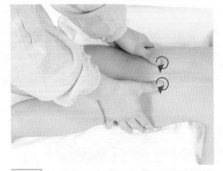

| 定位 | 脾俞穴位于背部，当第十一胸椎棘突下，旁开1.5寸。 |
| --- | --- |
| 操作 | 用双手拇指指尖分别放在两侧的脾俞穴，按顺时针方向揉1分钟。 |

## 5 揉膻中

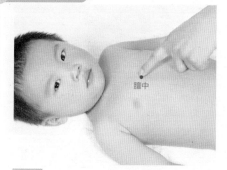 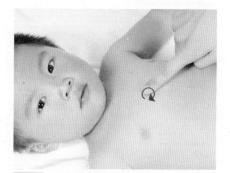

**定位** 膻中穴位于胸部正中线上，当两乳头中间，平第四肋间隙。

**操作** 用食指指腹按顺时针方向旋转揉动膻中穴，揉1分钟。

## 6 揉中脘

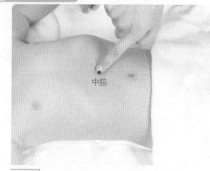 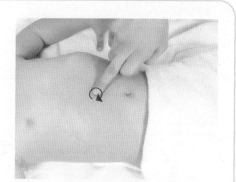

**定位** 中脘穴位于上腹部，前正中线上，当脐上4寸。

**操作** 用中指指腹按顺时针方向旋转揉动膻中穴，揉1分钟。

## 7 按揉神门

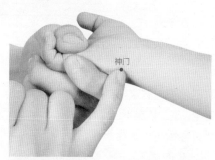 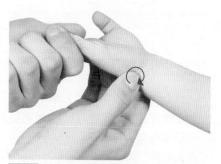

**定位** 神门穴位于腕横纹尺侧端凹陷处。

**操作** 用拇指指腹按压神门穴，再按顺时针方向揉动，交替按揉1分钟。

**8 揉足三里**

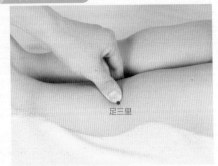

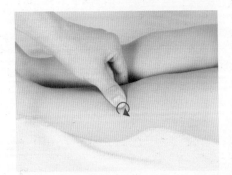

| 定位 | 足三里穴位于犊鼻穴下3寸，距胫骨外侧约一横指处。 |
|---|---|

| 操作 | 用拇指指尖放在足三里穴，按顺时针方向揉1分钟。 |
|---|---|

**9 揉三阴交**

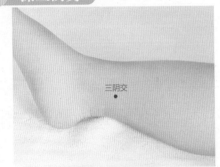

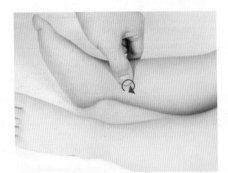

| 定位 | 三阴交穴位于小腿内侧，当足内踝尖上3寸，胫骨内侧缘后方。 |
|---|---|

| 操作 | 用拇指指尖放在足三里穴，按顺时针方向揉1分钟。 |
|---|---|

妈咪须知

　　小儿经常夜啼不仅对小孩子自己不好，而且也会严重影响到父母的睡眠。当宝宝夜啼时，妈妈应检查宝宝是否饿了、口渴，或者室内温度合不合适等，也可以采取直抱孩子或者仰卧但包覆四肢这两种安抚方式，增加安全感，及时消除不良刺激，正常情况下，宝宝很快就会安静入睡。不过，某些疾病也会影响孩子夜间的睡眠，因此当宝宝经常夜啼时，应咨询医生的意见。

# 汗证：护住宝宝宝贵的津液

汗证是指不正常出汗的一种病证，即宝宝在安静状态下，日常环境中，全身或局部出汗过多，甚则大汗淋漓。汗证有自汗、盗汗之分。睡中出汗，醒时汗止者，称盗汗；不分寤寐，无故汗出者，称自汗。但小儿汗证往往自汗、盗汗并见，故在辨别其阴阳属性时还应考虑其他证候。小儿汗证多发生于 5 岁以下的宝宝。

## ◆ 选穴原理

天河水主治发热、口渴、口舌生疮等一切热证；小天心能清心经之热；脾经健脾养胃、调理肠道，避免食积郁里发热；肾经清热利尿，可将热移小肠，得尿而解；神门宁心安神，预防自汗；涌泉散热生气，不会伤津耗液。六穴配伍，长期按摩，有助于缓解小儿汗证。

## ◆ 按摩处方

### 1 清天河水

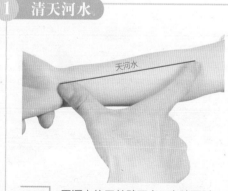

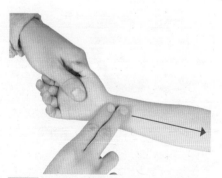

| 定位 | 天河水位于前臂正中，自腕至肘，呈一直线。 |
| 操作 | 用食、中二指指腹自腕推向肘部，推 200 次。 |

## 2 揉小天心

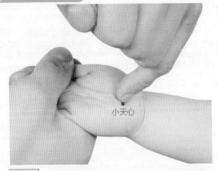

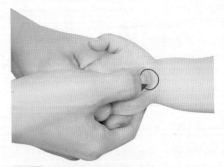

定位 | 小天心穴位于大小鱼际交界处凹陷中，内劳宫穴之下，总筋之上。

操作 | 用拇指或中指在宝宝的小天心上按顺时针揉动，揉 20 次。

## 3 补脾经

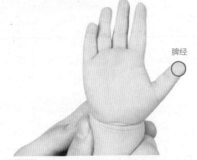

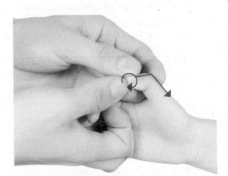

定位 | 脾经位于拇指末节螺纹面。

操作 | 将宝宝拇指略弯曲，循拇指桡侧面由指尖推向指根，推 300 次。

## 4 补肾经

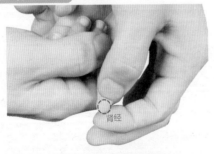

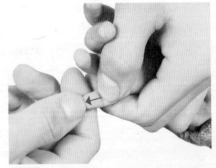

定位 | 肾经位于小指末节螺纹面。

操作 | 用拇指在宝宝的小指末节螺纹面往指尖方向做直线推动，推 100 次。

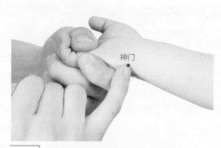 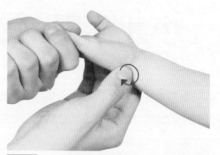

定位 | 神门穴位于腕掌侧横纹尺侧端，尺侧腕屈肌腱的桡侧凹陷处。

操作 | 用拇指指端按压神门穴，继而按顺时针方向揉动，按揉 30 ~ 50 次。

**6** 推涌泉

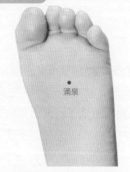 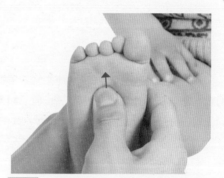

定位 | 涌泉穴位于足掌心前 1/3 与 2/3 交界处。

操作 | 用拇指指腹从宝宝的涌泉穴向足趾方向推，推 300 次。

妈咪须知

　　发现宝宝多汗时，妈咪应仔细观察和留意，看宝宝有无其他并发症状，必要时要及时去医院就诊。一般来说，宝宝多汗有两种情况，如果是生理性多汗，妈妈不要过分担忧，宝宝汗多时，及时给宝宝补充水分，最好喂淡盐水，以维持电解质的平衡。根据温度相应的给宝宝增减衣物，及时给出汗的宝宝擦干身体即可；如果是病理性多汗，则需要积极治疗。

# 小儿疝气：提升宝宝的元气

有些宝宝出生后，腹膜鞘状突关闭不完全，导致腹腔内的小肠、网膜、卵巢、输卵管等进入此鞘状突，成为疝气。小儿疝气首先影响的是患儿的消化系统，主要表现为呕吐、发热、厌食、哭闹不安、腹痛、便秘等症状。疝气一般发生率为 1% ~ 4%，男生是女生的 10 倍，早产儿则更高，且可能发生于两侧。

## ◆ 选穴原理

气海可益气助阳，关元培补元气、泄浊通淋，两穴同用能托举内脏，防止下陷；天枢消食导滞、祛风止痛，气冲理气止痛，归来消肿止痛，八髎温补下元、调理肠道，四穴共同作用，可缓解患儿消化系统症状。六穴配伍，长期按摩，有助于缓解小儿疝气。

## ◆ 按摩处方

扫一扫，看视频

### 1 按压天枢

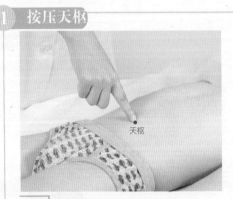

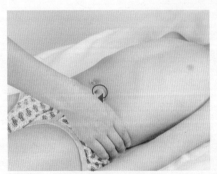

| 定位 | 天枢穴位于脐中旁开 2 寸。 |
| 操作 | 用拇指指腹按压天枢穴 1 分钟，另一侧也按压 1 分钟。 |

## 2 按压气海

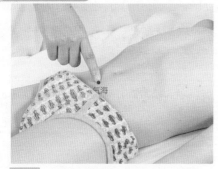

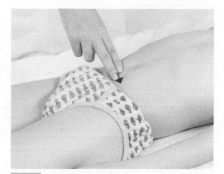

| 定位 | 气海穴位于腹中线,肚脐下1.5寸。 |
| --- | --- |
| 操作 | 将食指与中指并拢,按压气海穴1分钟。 |

## 3 按压气冲

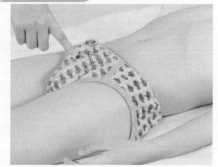

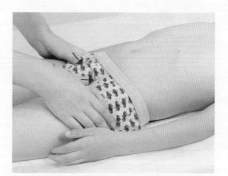

| 定位 | 气冲穴位于胃经,当脐下5寸,曲骨旁开2寸。 |
| --- | --- |
| 操作 | 用双手拇指指腹同时按压气冲穴1分钟。 |

## 4 掌按归来

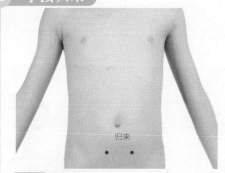

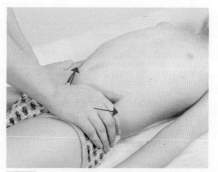

| 定位 | 归来穴位于胃经,当脐下4寸,旁开2寸。 |
| --- | --- |
| 操作 | 用掌心按压两侧归来穴,配合患儿的呼吸有节奏地按压30次。 |

### 5 按压关元

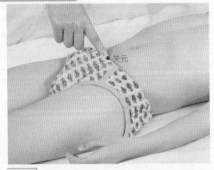

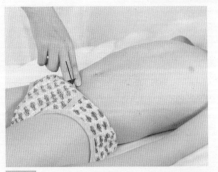

| 定位 | 关元穴位于腹部正中线上，当脐下3寸。 |
|---|---|

| 操作 | 将食指与中指并拢，用两指指腹按压关元穴1分钟。 |
|---|---|

### 6 搓八髎

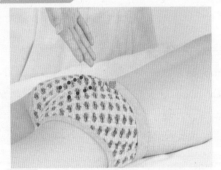

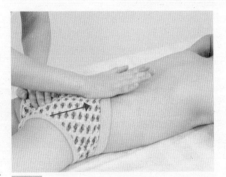

| 定位 | 八髎穴共八个穴位，分别位于骶椎第一、二、三、四骶后孔中。 |
|---|---|

| 操作 | 用掌心迅速搓热患儿的八髎穴，从下往上，反复搓10次。 |
|---|---|

**妈咪须知**

　　小儿疝气一般在小孩出生后发生，且发病率较高。妈妈如果发现宝宝经常无故反复哭闹，就要警惕其是否患上了小儿疝气。一旦得了疝气，就要尽早带宝宝去正规医院诊断和治疗。另外，在平时的生活中尽量让宝宝多休息，适当增加营养，平时可吃一些具有补气功效的食物，如扁豆、山药、鸡蛋等。稍大一些的幼儿疝气患者，应适当进行锻炼，增强体质。

# 遗尿：睡觉不再"画地图"

遗尿是指年龄超过 3 岁，特别是 5 岁以上的宝宝熟睡时不能自主控制排尿，醒后方觉的一种病证。本病发病率男宝宝高于女宝宝，部分有明显的家族史。病程较长，或反复发作，重症病例白天睡眠也会发生遗尿，严重者产生自卑感，影响身心健康和生长发育。

## ◆ 选穴原理

涌泉散热生气，不会伤津耗液，气海益气助阳、消食导滞，肾俞益肾助阳、聪耳止喘、关元培补元气、泄浊通淋，四穴合用予以稳固肾气，制约膀胱；太溪清热止咳，用以排出肝经湿热，避免湿热迫注膀胱；脾俞健脾和胃，通调三焦，防止津液不藏；命门温肾壮阳，擅消水肿。七穴配伍，长期按摩，有助于缓解小儿遗尿。

## ◆ 按摩处方

### 1 搓擦涌泉

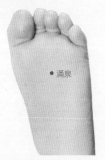
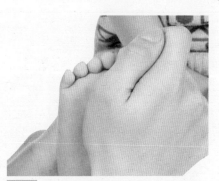

| 定位 | 涌泉穴位于足掌心前 1/3 与 2/3 交界处。 | 操作 | 用大鱼际肌搓擦涌泉穴 1 分钟。 |

**2 按揉气海**

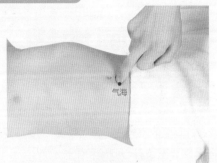 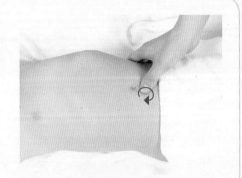

| 定位 | 气海穴位于腹部正中线上，脐下 1.5 寸。 | 操作 | 用拇指指端按压气海穴，再按顺时针方向揉动，交替按揉 1 分钟。 |

**3 按揉肾俞**

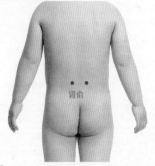 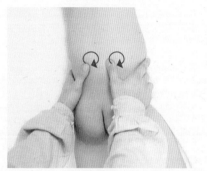

| 定位 | 肾俞穴位于背部，当第二腰椎棘突下，旁开 1.5 寸处。 | 操作 | 先用拇指指腹按压肾俞穴，再按顺时针方向揉动，交替按揉 1 分钟。 |

**4 点揉关元**

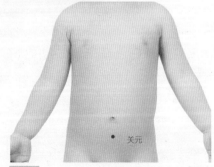 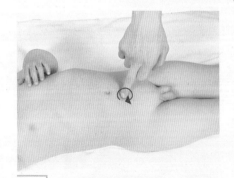

| 定位 | 关元穴位于腹部正中线上，脐下 3 寸。 | 操作 | 用手指指腹点按关元穴上，继而按顺时针方向旋转揉动，点揉 1 分钟。 |

**5** **按揉太溪**

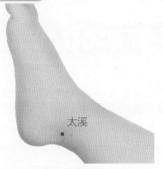

太溪

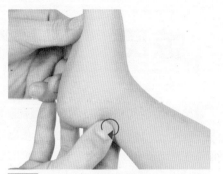

定位 | 太溪穴位于足内侧，内踝后方与脚跟骨筋腱之间的凹陷处。

操作 | 用拇指指端按压太溪穴，继而按顺时针方向旋转揉动，按揉1分钟。

**6** **揉脾俞**

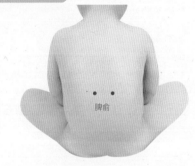

脾俞

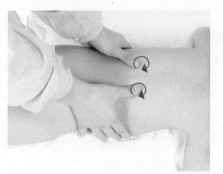

定位 | 脾俞穴位于背部，第十一胸椎棘突下，旁开1.5寸。

操作 | 用双手拇指指尖分别放在两侧的脾俞穴，按顺时针方向按揉1分钟。

**7** **横擦命门**

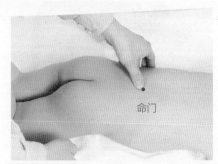

命门

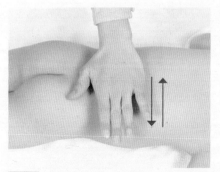

定位 | 命门穴位于背部，当第二腰椎与第三腰椎棘突之间。

操作 | 用手掌根在此穴位上做横向来回摩擦，以透热为度。

● Chapter 4 赶走恼人的小病小灾——宝宝常见病的按摩法

# 惊风：驱除宝宝的内外风

惊风是小儿时期常见的一种急重病证，以临床出现抽搐、昏迷为主要特征。又称"惊厥"，俗名"抽风"。任何季节均可发生，一般以1～5岁的小儿为多见，年龄越小，发病率越高。其证情往往比较凶险，变化迅速，威胁小儿生命。所以，古代医家认为惊风是一种恶候。

## ◆ 选穴原理

人中醒神开窍、解痉通脉；老龙醒神开窍，用于救急；合谷镇静止痛、通经活络；曲池解表退热、宣肺止咳；脊柱解表通络、补气益血；阳陵泉清热利湿、舒筋通络；涌泉散热生气、聪耳明目；委中疏通经络、熄风止痉；风池壮阳益气；天柱骨降逆止呕、清热解表。十穴配伍，长期按摩，有助于缓解小儿惊风。

## ◆ 按摩处方

### 1 掐人中

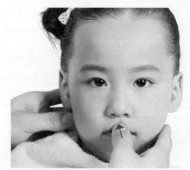

| 定位 | 人中穴位于鼻柱下，人中沟中央近鼻处。 |
| 操作 | 用拇指掐人中穴，以每秒钟1～2次的频率有节奏地掐，共60次。 |

## 2 掐老龙

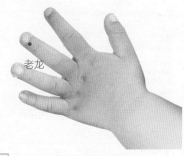

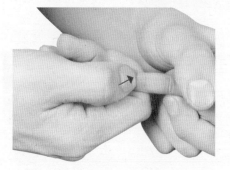

| 定位 | 老龙穴位于中指指甲根后一分处。 |
| --- | --- |

| 操作 | 用拇指指腹掐宝宝的老龙穴，掐5次。注意深浅适宜，逐渐用力。 |
| --- | --- |

## 3 掐合谷

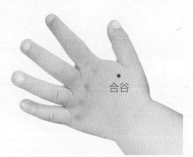

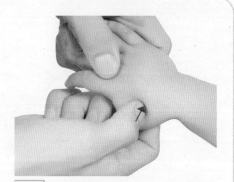

| 定位 | 合谷穴位于手背部，当第1、2掌骨之间，约当第2掌骨之中点。 |
| --- | --- |

| 操作 | 用拇指指腹掐合谷穴，有节奏地掐1~2分钟。 |
| --- | --- |

## 4 点压曲池

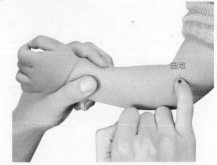

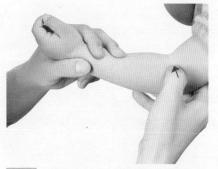

| 定位 | 曲池穴位于横纹头外端凹陷处，尺泽穴与肱骨外上髁连线之中点。 |
| --- | --- |

| 操作 | 用拇指指尖点压曲池穴20~30次，注意力度由轻到重。 |
| --- | --- |

**5 捏脊**

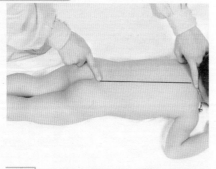 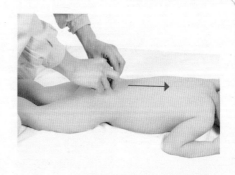

定位 | 脊柱位于背部，从大椎穴至尾椎骨端的一条直线。

操作 | 从尾椎骨骨端一直捏到颈部大椎穴处，捏 5 ~ 10 次。

**6 按揉阳陵泉**

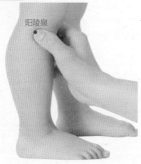 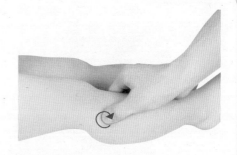

定位 | 阳陵泉穴位于小腿外侧，当腓骨小头前下方凹陷处。

操作 | 用拇指指腹按压阳陵泉穴，再按顺时针方向揉动，按揉 20 ~ 30 次。

**7 按揉涌泉**

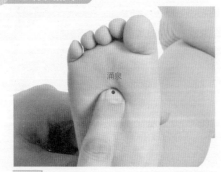 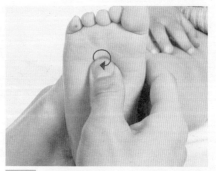

定位 | 涌泉穴位于足掌心前 1/3 与 2/3 交界处。

操作 | 用拇指指腹在此穴上按压，再按顺时针方向旋转揉动，按揉 1 分钟。

### 8 拿委中

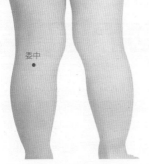

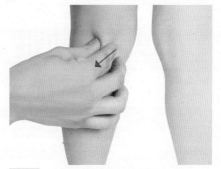

**定位** 委中穴位于腘窝横纹中两筋之间。

**操作** 用拇指与食指相对拿委中穴 20～30 次。

### 9 按揉风池

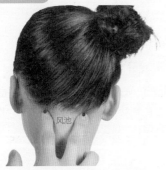

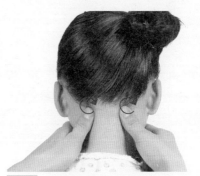

**定位** 风池穴位于枕骨之下，胸锁乳突肌与斜方肌上端之间的凹陷处。

**操作** 用拇指指腹对风池穴顺时针揉按 2 分钟。

### 10 推天柱骨

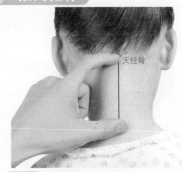

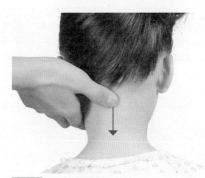

**定位** 天柱骨位于颈后发际正中至大椎成一直线呈线状穴。

**操作** 用拇指或食指自上而下直推天柱骨，推 50 次。

● Chapter 4 赶走恼人的小病小灾——宝宝常见病的按摩法

# 小儿多动症：动静皆宜才好

小儿多动症又称注意缺陷多动障碍，是指小儿智力正常或接近正常，但有不同程度的自我控制能力差、活动过多、注意力不集中、情绪不稳定和行为异常等症状的一种疾病。本病的病因和发病机制不清，部分患儿成年后仍有症状，明显影响患儿学业、身心健康以及成年后的家庭生活和社交能力。

## 选穴原理

百会升阳举陷、益气固脱；太阳宁神醒脑、祛风止痛；内关宁心安神、理气镇痛；神门宁心安神；足三里通络导滞；大椎清热解表、祛风止咳；龟尾可调和阴阳；心俞安神益智、疏肝解郁；肾俞益肾助阳、聪耳止喘。九穴配伍，长期按摩，有助于缓解小儿多动症。

## 按摩处方

### 1 揉百会

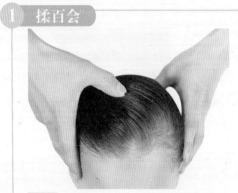

| 定位 | 百会穴位于头顶正中线与两耳尖连线的交点处。 |

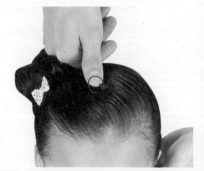

| 操作 | 用拇指指腹顺时针方向揉宝宝的百会穴，揉2分钟。 |

## ② 按揉太阳

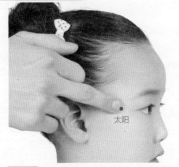

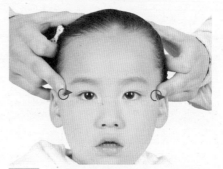

**定位** 太阳穴位于眉梢与外眦连线中点向后1寸。

**操作** 用拇指指腹顺时针方向按揉宝宝的太阳穴，按揉2分钟。

## ③ 按揉内关

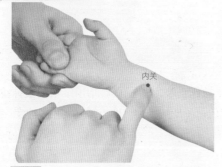

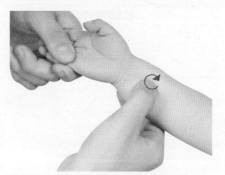

**定位** 内关穴位于前臂正中线上，腕横纹上2寸。

**操作** 用拇指指腹顺时针方向按揉宝宝的内关穴，按揉2分钟。

## ④ 按揉神门

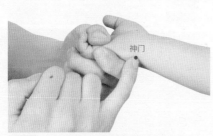

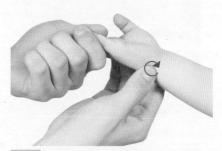

**定位** 神门穴位于手腕关节的手掌一侧，尺侧腕屈肌腱的桡侧凹陷处。

**操作** 用拇指指腹顺时针方向按揉宝宝的神门穴，按揉2分钟。

**5 按揉足三里**

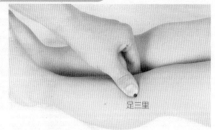
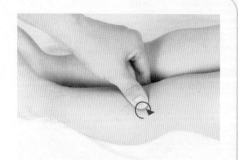

| 定位 | 足三里穴位于犊鼻穴下3寸，距胫骨外侧约一横指处。 |

| 操作 | 用拇指指腹顺时针方向按揉宝宝两侧的足三里穴，揉按2~3分钟。 |

**6 按揉大椎**

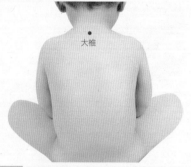
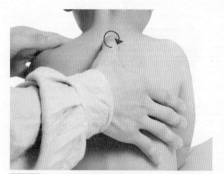

| 定位 | 大椎穴位于背部，当第七颈椎棘突下凹陷中。 |

| 操作 | 用拇指指腹按压大椎穴，继而按顺时针方向旋转揉动，按揉1分钟。 |

**7 揉龟尾**

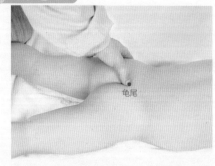
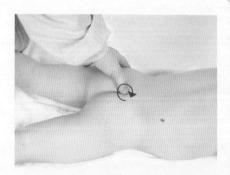

| 定位 | 龟尾穴位于督脉上，尾椎骨端的凹陷处。 |

| 操作 | 用拇指指腹在宝宝的龟尾穴按顺时针方向揉动，揉100次。 |

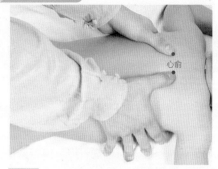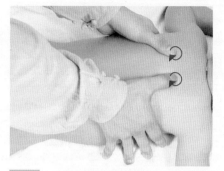

| 定位 | 心俞穴位于背部，当第五胸椎棘突下，旁开1.5寸。 | 操作 | 拇指指腹置于左右心俞穴上做顺时针方向的旋转揉动，揉50次。 |

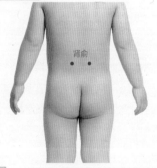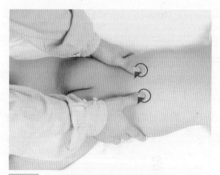

| 定位 | 肾俞穴位于背部，当第二腰椎棘突下，旁开1.5寸处。 | 操作 | 拇指指腹置于两侧肾俞穴上做顺时针方向旋转揉动，揉50次。 |

妈咪须知

　　宝宝被确诊为多动症，妈妈不必过于担心，对宝宝不要过分批评。对其淘气不听话的行为尽量忽视，对他正面的良好行为多进行一些表扬。患有多动症的宝宝在生活上要多听一些轻音乐，少看恐怖、紧张的电视节目，家庭环境要宽松、和谐，让孩子多接触大自然。此外，患儿要多吃新鲜蔬果，尽量少吃膨化食品和含色素多的食物，增强宝宝的体质。

● Chapter 4 赶走恼人的小病小灾——宝宝常见病的按摩法

# 痄腮：赶走热邪脸不肿

痄腮，西医称流行性腮腺炎，是因感受风温邪毒，壅阻少阳经脉引起的时行疾病，以发热、耳下腮部漫肿疼痛为临床主要特征。本病一年四季都可发生，冬春易于流行，多见于 4 ~ 15 岁的儿童和青少年。一般预后良好，少数小儿由于病情严重，可出现昏迷、惊厥变证，年长儿如发生本病，可见少腹疼痛、睾丸肿痛等症。

◆ 选穴原理

痄腮穴位于肿大的腮腺上缘，点压此穴能促进腮腺的血液循环，帮助腮腺抵御病毒，是治疗小儿流行性腮腺炎的特效穴；翳风聪耳通窍、舒经活络，善治五官科疾病；颊车祛风清热、消炎止痛，合谷镇静止痛、通经活络，两穴合用能缓解痄腮疼痛、发热。四穴配伍，长期按摩，有助于缓解痄腮。

◆ 按摩处方

扫一扫，看视频

**1 点压痄腮**

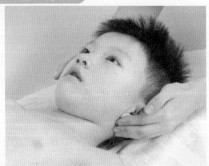

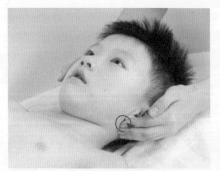

| 定位 | 痄腮穴位于耳垂后下方，肿大的腮腺上缘。 |
|---|---|

| 操作 | 用双手食指、中指、无名指指腹一同点压痄腮穴，各点压 100 次。 |
|---|---|

## 2 点按翳风

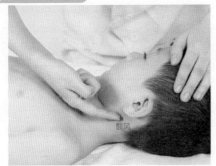
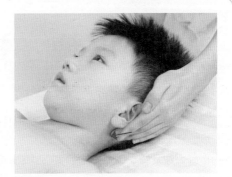

| 定位 | 翳风穴位于耳垂后，当乳突与下颌骨之间凹陷处。 |
|---|---|

| 操作 | 用中指和无名指指腹一同点按翳风穴，点按100次。 |
|---|---|

## 3 按揉颊车

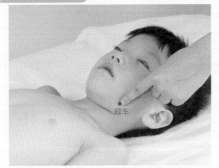
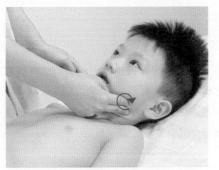

| 定位 | 颊车穴位于下颌角的前上方一横指，上下齿咬紧时，咬肌隆起处。 |
|---|---|

| 操作 | 用拇指指腹按顺时针方向按揉颊车穴，按揉100次，力道宜轻柔。 |
|---|---|

## 4 掐揉合谷

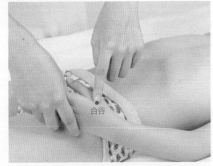
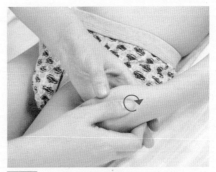

| 定位 | 合谷穴位于手背部，当第1、2掌骨之间，约当第2掌骨之中点。 |
|---|---|

| 操作 | 用拇指指腹重掐宝宝双手合谷穴，再用拇指指腹揉此穴，掐揉1分钟。 |
|---|---|

# 小儿麻痹：拒绝病毒侵袭

小儿麻痹症，又称脊髓灰质炎，是由脊髓灰质炎病毒引起的急性传染病。急性期症状为发热、多汗、乏力、咳嗽，或恶心、呕吐、腹泻等，持续 1～3 天。小儿麻痹症多见于 1～5 岁的宝宝，波及较广，对宝宝的身心健康具有高度威胁，病愈后也可能产生后遗症。

## ◆ 选穴原理

中脘健脾养胃、降逆利水；脾俞健脾和胃、止吐止泻；胃俞和胃助运、消食化积；曲池退热解痉；大椎为诸阳之汇，能益气助阳；龟尾可通调诸脉之经气；阳陵泉清热利湿、舒筋通络；委中疏通经络、熄风止痉；足三里能活血通络。九穴配伍，长期按摩，有助于缓解小儿麻痹急性期的症状。

## ◆ 按摩处方

### 1 按揉中脘

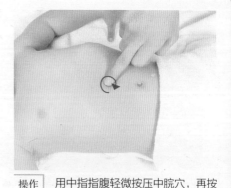

| 定位 | 中脘穴位于上腹部，前正中线上，当脐上 4 寸。 | 操作 | 用中指指腹轻微按压中脘穴，再按顺时针方向的揉动，按揉 1 分钟。 |
| --- | --- | --- | --- |

## 2 按揉脾俞

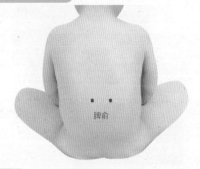

脾俞

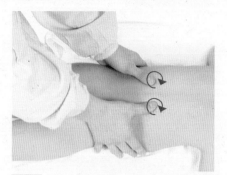

| 定位 | 脾俞穴位于背部，当第十一胸椎棘突下，旁开 1.5 寸。 |
|---|---|
| 操作 | 用双手拇指指尖分别放在两侧的脾俞穴，按顺时针方向按揉 1 分钟。 |

## 3 按揉胃俞

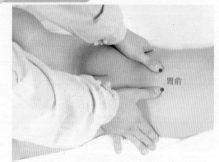

胃俞

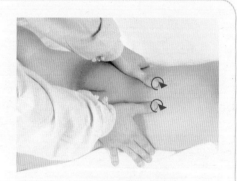

| 定位 | 胃俞穴位于背部，当第十二胸椎棘突下，旁开 1.5 寸。 |
|---|---|
| 操作 | 用拇指指腹按压两侧胃俞穴上，再按顺时针方向揉动，按揉 2 分钟。 |

## 4 按揉曲池

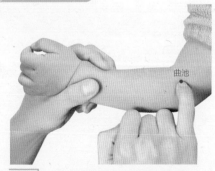

曲池

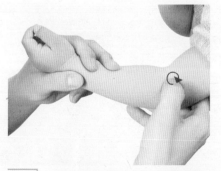

| 定位 | 曲池穴位于横纹头外端凹陷处，尺泽穴与肱骨外上髁连线之中点。 |
|---|---|
| 操作 | 用拇指指端按顺时针方向按揉曲池穴 1 分钟。 |

**5　点揉大椎**

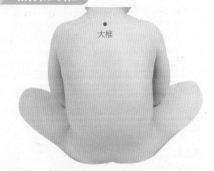

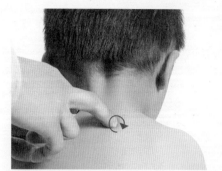

| 定位 | 大椎穴位于背部，当第七颈椎棘突下凹陷中。 |
| 操作 | 用中指指端在大椎穴上点压，继而用指腹按揉，点揉1分钟。 |

**6　揉龟尾**

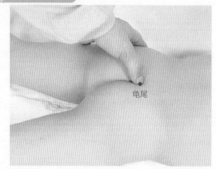

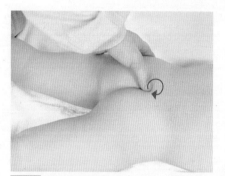

| 定位 | 龟尾穴位于督脉上，尾椎骨端的凹陷处。 |
| 操作 | 用拇指腹或中指腹在宝宝的龟尾穴按顺时针方向揉，揉100次。 |

**7　按揉阳陵泉**

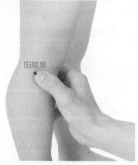

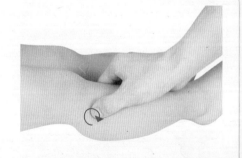

| 定位 | 阳陵泉穴位于小腿外侧，当腓骨头前下方凹陷处。 |
| 操作 | 先用拇指指腹按压阳陵泉穴，然后按顺时针方向按揉，按揉1分钟。 |

**8** 拿委中

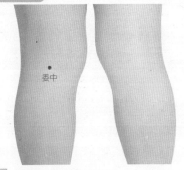 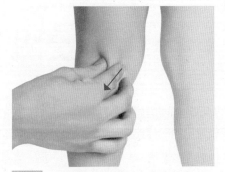

| 定位 | 委中穴位于小腿后方，当腘窝横纹中两筋之间。 | 操作 | 用拇指与食指相对拿委中穴20～30次。 |

**9** 按揉足三里

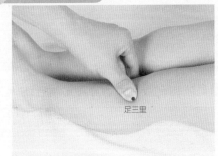 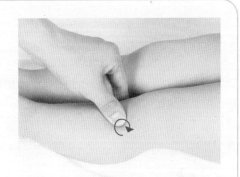

| 定位 | 足三里穴位于犊鼻穴下3寸，距胫骨外侧约一横指处。 | 操作 | 用拇指指端按顺时针方向按揉足三里穴1分钟。 |

妈咪须知

　　宝宝一旦得了小儿麻痹症，妈妈除了为其进行相应的穴位按摩之外，还应让宝宝多卧床休息，避免劳累，并保持开窗通风等，使其呼吸畅通，也可以用毛巾在其肌痛处做局部热敷，以减轻宝宝的疼痛。在饮食方面，应注意维持宝宝的营养及体液平衡，可给其口服维生素C含片，或吃一些富含维生素的蔬果，增强抵抗力和免疫力等，帮助其快速恢复健康身体。

● Chapter 4 赶走恼人的小病小灾——宝宝常见病的按摩法

# 小儿肠梗阻：理气通肠

小儿肠梗阻是指小儿肠管内或肠管外的病变引起肠内容物通过障碍的病症，是小儿时期较常见的一种疾病，可由很多原因引起，临床以阵发性腹部绞痛、呕吐、肛门不排气亦无排便为主要表现。随着病情的发展，上述症状逐渐加重，腹部调线拍片及透视可以看到肠管胀气和气液面等异常体征。

## ◆ 选穴原理

合谷为大肠经之原穴，气能升降，血能宣通；中脘健脾养胃、降逆利水；气冲理气止痛；归来隶属足阳明胃经，能温经理气；足三里是常用保健穴之一，可调节功能性肠梗阻；脾俞健脾和胃、止吐止泻；大肠俞理气降逆，调和肠胃。七穴配伍，长期按摩，有助于改善小儿肠梗阻症状。

## ◆ 按摩处方

扫一扫，看视频

### 1 推按合谷

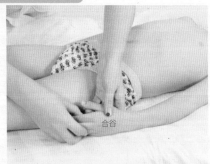

| 定位 | 合谷穴位于手背部，当第1、2掌骨之间，约当第2掌骨之中点。 |

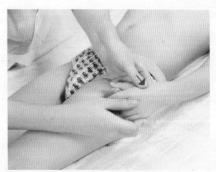

| 操作 | 用拇指指腹推按合谷穴1～3分钟，对侧穴位按同样方法操作。 |

## ② 揉按中脘

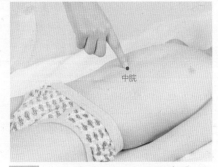

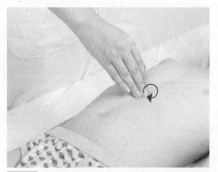

| 定位 | 中脘穴位于腹中线,肚脐眼上4寸。 |
|---|---|

| 操作 | 四指合拢,成锥子状,顺时针方向按揉中脘穴1～3分钟。 |
|---|---|

## ③ 按压气冲

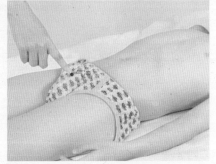

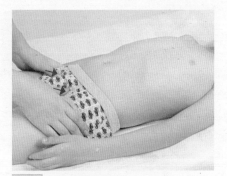

| 定位 | 气冲穴位于下腹部,曲骨旁开2寸。 |
|---|---|

| 操作 | 用拇指指腹按压气冲穴,按压30次,两侧穴位同时进行。 |
|---|---|

## ④ 按压归来

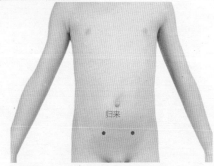

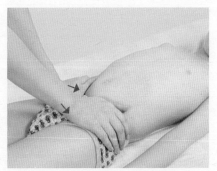

| 定位 | 归来穴位于下腹部,当脐下4寸,距前正中线2寸。 |
|---|---|

| 操作 | 用手掌的力度按压两侧归来穴,配合患儿呼吸有节奏地按压30次。 |
|---|---|

**5 点按足三里**

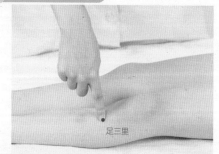
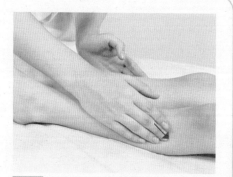

| 定位 | 足三里穴位于小腿前外侧，当犊鼻下3寸，距胫骨前缘一横指（中指）。 | 操作 | 用中指指腹点按足三里穴50次，对侧穴位用同样的方法操作。 |

**6 按揉脾俞**

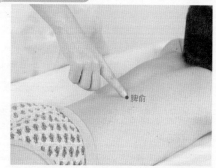
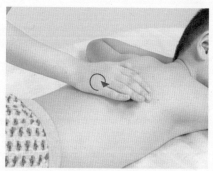

| 定位 | 脾俞穴位于背部，第十一胸椎棘突下，旁开1.5寸。 | 操作 | 用掌根按顺时针方向揉按脾俞穴，两侧穴位各揉按2～3分钟。 |

**7 按揉大肠俞**

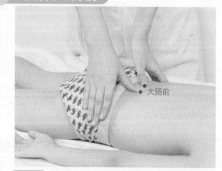
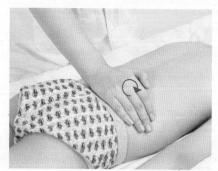

| 定位 | 大肠俞穴位于腰部，当第四腰椎棘突下，旁开1.5寸。 | 操作 | 用掌根顺时针方向揉按大肠俞穴，两侧穴位各揉按2～3分钟。 |

# 手足口病：告别小泡泡

小儿手足口病是一种儿童传染病，主要病源是肠道病毒。主要症状为手、足和口腔黏膜出现疱疹或破溃后形成溃疡。常见症状表现有发热，口腔黏膜、手掌或脚掌出现米粒大小的疱疹，疼痛明显，疱疹周围有炎性红晕，疱内液体较少。手足口病常见于5岁以下的宝宝。

## ◆ 选穴原理

肺经与肺俞配伍宣肺理气、抵御外邪；合谷镇静止痛、通经活络；小天心镇惊安神、消肿止痛；天河水清热解表、泻火除烦；肝经熄风镇惊、养心安神；三关温阳散寒、发汗解表；内八卦理气宽胸、调和五脏；膻中利上焦、宽胸膈；丰隆健脾化痰、和胃降逆。十穴配伍，长期按摩，有助于缓解小儿手足口病。

## ◆ 按摩处方

### 1 清肺经

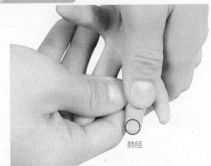

肺经

| 定位 | 肺经位于无名指末节螺纹面。 |

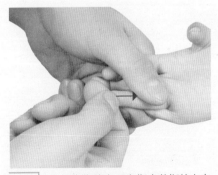

| 操作 | 以拇指指腹在无名指末节指纹上向指根方向直线推动200～300次。 |

## ② 揉肺俞

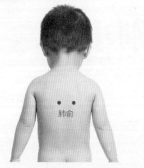 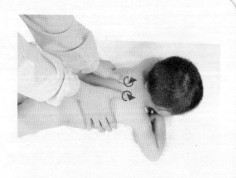

定位 | 肺俞穴位于背部，当第三胸椎棘突下，旁开 1.5 寸。

操作 | 以拇指置于左右肺俞穴位揉动，揉 50～100 次。

## ③ 按揉合谷

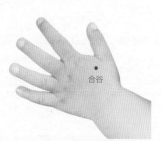 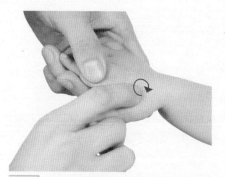

定位 | 合谷穴位于手背部，当第 1、2 掌骨之间，约当第 2 掌骨之中点。

操作 | 用食指指腹按压合谷穴，然后按顺时针方向旋转揉动，按揉 1 分钟。

## ④ 掐揉小天心

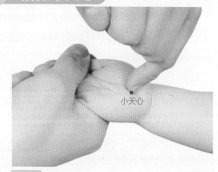 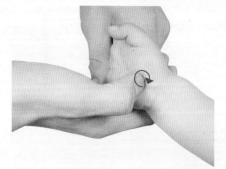

定位 | 小天心穴位于手掌大小鱼际交接处的凹陷中。

操作 | 用拇指指端掐小天心穴，掐 20 次，再按顺时针方向揉 300 次。

## 5 推天河水

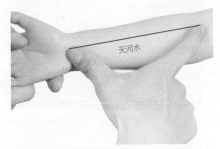

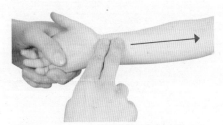

定位 | 天河水位于前臂正中，自腕至肘，呈一直线。

操作 | 用食、中二指指腹自腕推向肘部，推 300 次。

## 6 清肝经

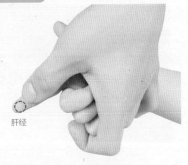

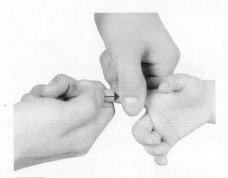

定位 | 肝经位于食指末节螺纹面。

操作 | 以拇指指腹在食指末节指纹上向指根方向直线推动 200 ~ 300 次。

## 7 推三关

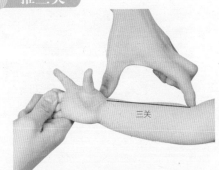

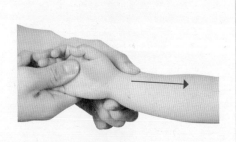

定位 | 三关位于前臂桡侧阳池至曲池成一直线。

操作 | 用拇指侧面或食、中指指腹自腕推向肘，推 100 ~ 300 次。

**8　运内八卦**

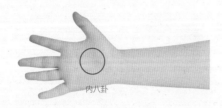

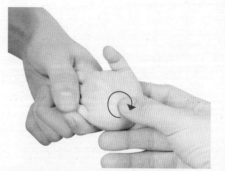

定位　内八卦是以从掌心到中指指根横纹的 2/3 为半径所做的圆。

操作　用拇指指腹在内八卦处做顺时针的旋转摩擦或掐运，运 100 次。

**9　揉膻中**

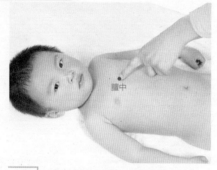

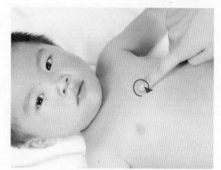

定位　膻中穴位于两乳头连线的中点。

操作　用中指指腹揉在膻中穴上按顺时针方向旋转揉动，揉 2 分钟。

**10　点按丰隆**

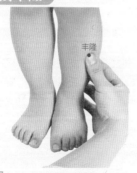

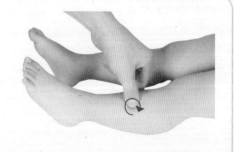

定位　丰隆穴位于外踝尖上 8 寸，条口外，距胫骨前缘二横指。

操作　用拇指指腹点按丰隆穴，然后按顺时针方向揉动，点揉 1～3 分钟。

# 小儿地方性甲状腺肿大

　　小儿地方性甲状腺肿大指儿童时期由于非炎症或肿瘤所导致的甲状腺代偿性肿大，呈弥漫性或结节性肿大。主要因为缺碘，是一种地方性流行疾病，一般不伴有甲状腺功能失常。早期症状为甲状腺轻、中度弥漫性肿大，质软，无压痛。极少数明显肿大者出现呼吸困难、吞咽困难、声音嘶哑、刺激性咳嗽等症状。

## ◆ 选穴原理

　　人迎利咽散结、理气平喘；天突降逆止呕、理气平喘；膻中理气止痛、生津增液；期门疏肝利气活血；太冲疏肝养血、清利下焦；风池发汗解表、祛风散寒；大椎清热解表、益气壮阳。七穴配伍，长期按摩，有助于缓解小儿地方性甲状腺肿大。

## ◆ 按摩处方

扫一扫，看视频

### 1　推按人迎

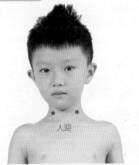

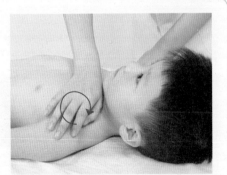

| 定位 | 人迎穴位于颈部，当胸锁乳突肌的前缘，颈总动脉搏动处。 | 操作 | 用手掌根部向外侧推按人迎穴，推按2～3分钟。双侧可同时进行。 |

**2 按天突**

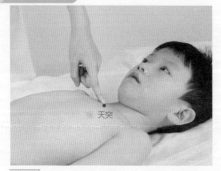 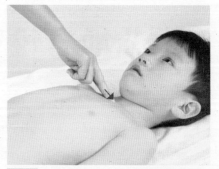

| 定位 | 天突穴位于颈部，当前正中线上，胸骨上窝中央。 | 操作 | 将食指和中指并拢，用两指指腹按天突穴，按50次，力度稍轻。 |

**3 推膻中**

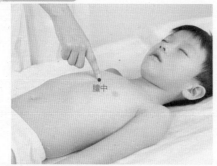 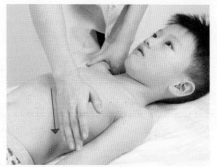

| 定位 | 膻中穴位于前正中线上，两乳头连线的中点。 | 操作 | 用小鱼际肌从膻中穴斜推至期门穴，两侧各推1分钟。 |

**4 按揉期门**

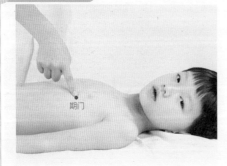 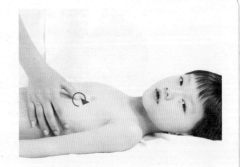

| 定位 | 期门穴位于胸部，当乳头直下，第六肋间隙，前正中线旁开4寸。 | 操作 | 用拇指指腹按在期门穴上，再顺时针揉动，按揉1分钟。 |

**5** 按揉太冲

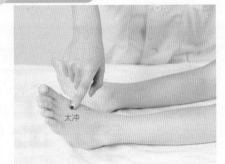

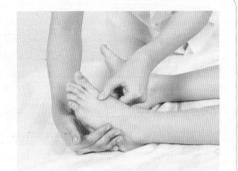

| 定位 | 太冲穴位于足背侧，第 1、2 跖骨结合部之前凹陷处。 |

| 操作 | 用拇指指腹按揉太冲穴，左右各揉按 1 分钟，先左后右。 |

**6** 拿风池

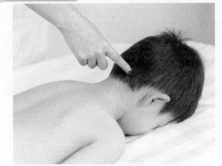

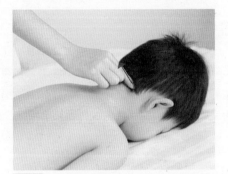

| 定位 | 风池穴位于后颈部，胸锁乳突肌与斜方肌上端之间的凹陷处。 |

| 操作 | 以拇指指腹与食、中二指指腹相对用力提拿风池穴，拿 10 次。 |

**7** 按揉大椎

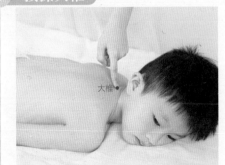

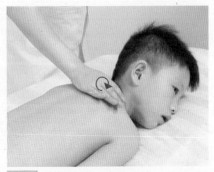

| 定位 | 大椎穴位于背部，当第七颈椎棘突下凹陷中。 |

| 操作 | 全掌着力在大椎穴上按压，继而按顺时针方向旋转揉动，按揉 1 分钟。 |

● Chapter 4 赶走恼人的小病小灾——宝宝常见病的按摩法

# 小儿冻疮：天寒地冻不受伤

小儿冻疮是由于寒冷的天气刺激体表血管，促使局部血液循环不良，发生瘀血而造成的局部组织损伤。小孩在冬季或立春季节最容易患小儿冻疮，常见于手背、脚跟、手指、脚趾、小腿、鼻头等部位。皮肤暴露于寒冷、潮湿的环境是发生冻疮的主要危险因素。

## ◆ 选穴原理

曲池能解表，舒经通络；外关补阳益气、消肿止痛；合谷镇静止痛、通经活络；翳风聪耳通窍、舒经活络；迎香祛风通窍；下关通关利窍，消肿止痛；足三里是常用保健穴之一，有强壮体质的作用。七穴配伍，长期按摩，有助于促进冻疮康复。

## ◆ 按摩处方

### I 按揉曲池

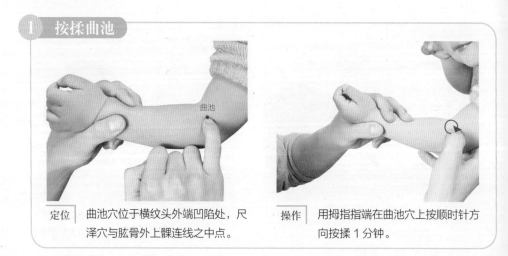

| 定位 | 曲池穴位于横纹头外端凹陷处，尺泽穴与肱骨外上髁连线之中点。 | 操作 | 用拇指指端在曲池穴上按顺时针方向按揉1分钟。 |

按揉外关

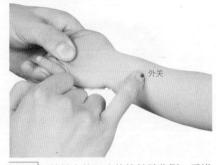
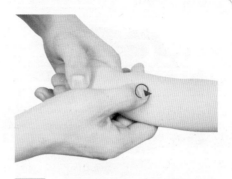

定位 | 外关穴位于人体的前臂背侧，手横纹向上三指宽处，与正面内关相对。

操作 | 用拇指指端在外关穴上按压及旋转揉动，交替按揉 1 分钟。

3 点按合谷

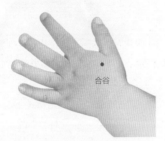
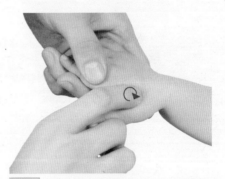

定位 | 合谷穴位于手背部，当第 1、2 掌骨之间，约当第 2 掌骨之中点。

操作 | 双手托住宝宝手掌部位，用食指腹点按合谷穴 30 ~ 50 次。

4 按揉翳风

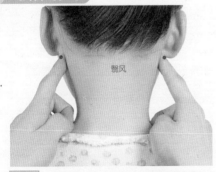
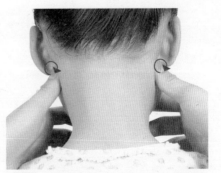

定位 | 翳风穴位于耳根部，颞骨乳突与下颌骨下颌支后缘间凹陷处。

操作 | 用拇指指腹按在翳风穴上，按顺时针方向揉动翳风穴，按揉 1 分钟。

## 5 揉迎香

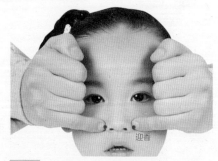

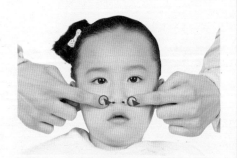

| 定位 | 迎香穴位于鼻翼外缘旁开 0.5 寸。 | 操作 | 以食指指腹吸定于鼻翼两旁，按顺时针方向揉动，揉 30 ~ 50 次。 |

## 6 按揉下关

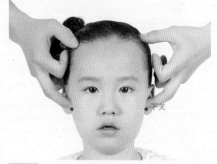

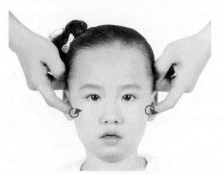

| 定位 | 下关穴位于面部，耳前方，颧骨与下颌之间的凹陷处。 | 操作 | 用食指指腹按在下关穴上，按顺时针方向揉动下关穴，揉 1 分钟。 |

## 7 揉足三里

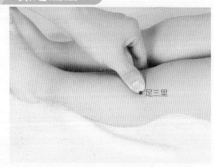

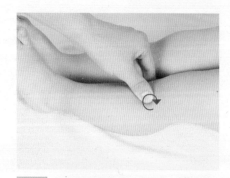

| 定位 | 足三里穴位于犊鼻穴下 3 寸，距胫骨外侧约一横指处。 | 操作 | 用拇指指腹在足三里穴上按顺时针方向揉 50 次。 |

# 小儿肥胖：跟脂肪说拜拜

小儿肥胖是指小儿体重超过同性别、同年龄健康儿，一定程度的明显超重与脂肪层过厚症状，是体内脂肪过多而导致的一种状态。本症状是由于食物摄入过多或机体代谢改变而引起的，体重过度增长会引起人体病理、生理改变。临床多见单纯由于饮食过多所引起的肥胖，称单纯性肥胖症。

## ◆ 选穴原理

关元不仅有强壮作用，还有培肾固本、补益元气、回阳固脱之功效，搭配足三里可补气健脾、升清降浊，用于改善消化功能，合理调节三大能量代谢；丰隆是祛湿化痰的要穴，能调节体内血脂代谢，避免脂肪堆积在体内。三穴合用，可有效改善小儿肥胖症状。

## ◆ 按摩处方

### 1 点揉关元

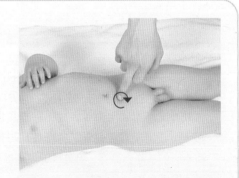

关元

| 定位 | 关元穴位于下腹部，前正中线上，脐下3寸。 | 操作 | 用手指指腹垂直点按关元穴，继而按顺时针方向揉动，点揉1分钟。 |

**2 揉足三里**

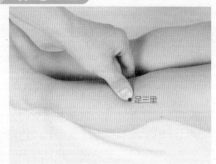 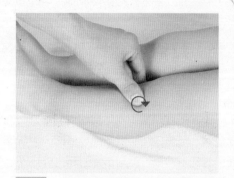

| 定位 | 足三里穴位于外膝眼下3寸，距胫骨前嵴一横指。 | 操作 | 用拇指指腹在足三里穴上按顺时针方向揉50次。 |

**3 按揉丰隆**

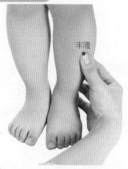 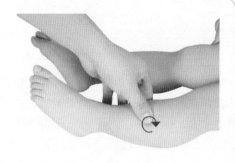

| 定位 | 丰隆穴位于小腿前外侧，当外踝尖上8寸。 | 操作 | 以拇指指腹按压丰隆穴，继而按顺时针方向揉动，按揉2分钟。 |

**妈咪须知**

宝宝得了小儿肥胖，不仅会影响体形，也会为长大成人后的身体健康埋下隐患。建议妈咪在哺乳期按照宝宝的实际需要量进行适度喂养，并为其补充蔬菜和水果等，放慢进食速度，实现均衡膳食，切不可让宝宝养成偏食、挑食等坏习惯，切忌吃高热量、高脂肪的油炸食品等。另外，可以辅助宝宝做适度的运动，既能锻炼身体，又能降低肥胖的危险。

# 🖐 小儿痱子：止痒不犯愁

痱子在宝宝中极为常见，主要是宝宝的新陈代谢功能本身就比成年人快，再加上活泼好动，很容易出汗，皮肤又细嫩，所以极易发生痱子。夏季是痱子高发期，由于气温高、湿度大，出汗多、又不容易蒸发，使汗液浸渍表皮角质层，导致汗腺导管口闭塞，汗液潴留于皮内，引起痱子。

## ◈ 选穴原理

肺经宣肺理气、清热止咳；心经养心安神、清热除烦；天河水清热解表、泻火除烦；六腑清热解毒、消肿止痛；合谷镇静止痛、通经活络；神门宁心安神；曲池解表退热、宣肺止咳；血海清热利尿；阴陵泉健脾理气、通经活络；三阴交通经活络、调和气血。十穴配伍，长期按摩，有助于缓解小儿痱子。

## ◈ 按摩处方

### 1 清肺经

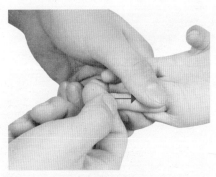

肺经

| 定位 | 肺经位于无名指末节螺纹面。 |
| 操作 | 以拇指指腹在无名指末节指纹上向指根方向直线推动200～300次。 |

**2　清心经**

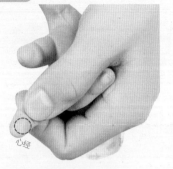

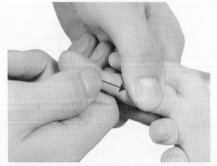

| 定位 | 心经位于中指末节螺纹面。 |
|---|---|

| 操作 | 在宝宝的中指末节螺纹面往指根方向做直线推动，推 100 ~ 500 次。 |
|---|---|

**3　清天河水**

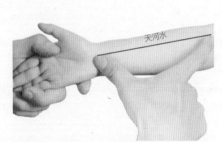

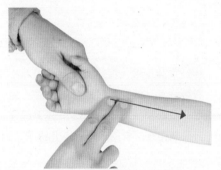

| 定位 | 天河水位于前臂正中，腕横纹至肘横纹，成一直线。 |
|---|---|

| 操作 | 用食、中二指指腹自腕推向肘部，推 100 ~ 300 次。 |
|---|---|

**4　退六腑**

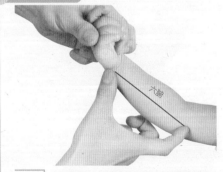

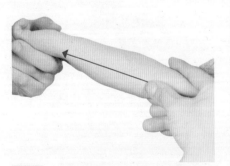

| 定位 | 六腑穴位于前臂尺侧，阴池穴至肘横纹，成一直线。 |
|---|---|

| 操作 | 用拇指指腹自肘向腕做直线推动，推 100 ~ 300 次。 |
|---|---|

## 5 掐揉合谷

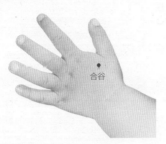

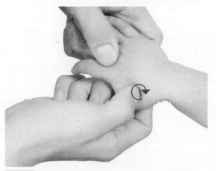

**定位** 合谷穴位于手背部，当第 1、2 掌骨之间，约当第 2 掌骨之中点。

**操作** 用拇指指腹重掐宝宝双手合谷穴，再用拇指指腹揉此穴，掐揉 1 分钟。

## 6 按揉神门

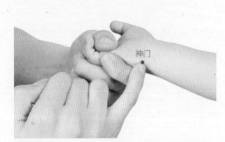

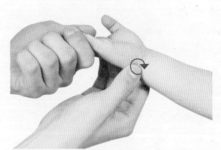

**定位** 神门穴位于腕部，腕掌侧横纹尺侧端，尺侧腕屈肌腱的桡侧凹陷处。

**操作** 用拇指指端按压神门穴，继而按顺时针方向揉动，按揉 30～50 次。

## 7 按揉曲池

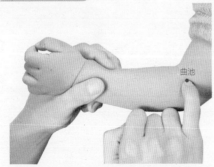

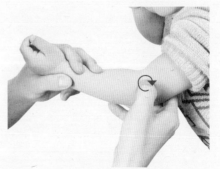

**定位** 曲池穴位于横纹头外端凹陷处，尺泽穴与肱骨外上髁连线之中点。

**操作** 用拇指指端按压曲池穴，继而按顺时针方向揉动，交替按揉 1 分钟。

## 8 按揉血海

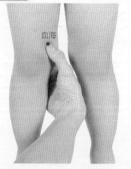 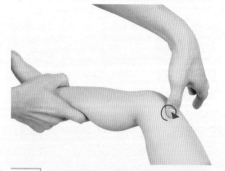

| 定位 | 血海穴位于髌骨内缘上2寸，当股四头肌内侧头的隆起处。 | 操作 | 一手拇指指腹按压血海穴，继而顺时针揉动，交替按揉1分钟。 |

## 9 按揉阴陵泉

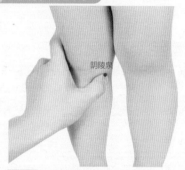 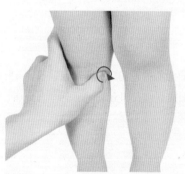

| 定位 | 阴陵泉穴位于小腿内侧，当胫骨内侧踝后下方凹陷处。 | 操作 | 用拇指按压宝宝的阴陵泉，然后按顺时针方向揉动，交替按揉1分钟。 |

## 10 按揉三阴交

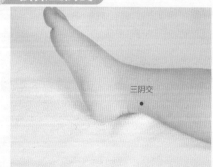 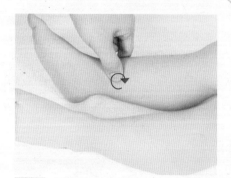

| 定位 | 三阴交穴位于小腿内侧，当足内踝尖上3寸，胫骨内侧缘后方。 | 操作 | 用拇指按压三阴交穴，然后按顺时针方向揉动，按揉1～3分钟。 |

# 小儿心肌炎：护好小心脏

小儿心肌炎是儿童较为常见的心脏疾病，是由于各种原因引起的心肌局限性或弥漫性炎性病变。其主要症状有发热、疲乏、多汗、心慌、气急、心前区闷痛等，一旦确诊为心肌炎，要避免患儿感冒和上呼吸道感染。患儿病情轻重不一，重者可因急性心力衰竭和心律失常死亡，轻者症状不明显，至慢性期形成扩张型心肌病才会被发现。

## ◆ 选穴原理

心俞为心的背俞穴，可安神益智、疏肝解郁、理气止痛，对心脏疾患有很好的调理作用；至阳壮阳益气、安和五脏；膻中理气止痛、生津增液；内关宁心安神、理气镇痛。四穴配伍，长期按摩，有助于缓解小儿心肌炎。

## ◆ 按摩处方

**1 按揉心俞**

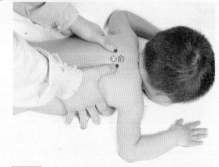

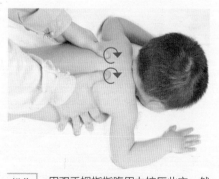

| 定位 | 心俞穴位于背部，当第五胸椎棘突下，旁开 1.5 寸。 | 操作 | 用双手拇指指腹用力按压此穴，然后按顺时针方向按揉，按揉 1 分钟。 |

**2　拿捏至阳**

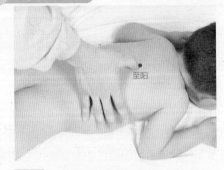
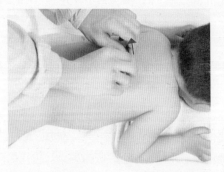

| 定位 | 至阳穴位于背部，当后正中线上，第七胸椎棘突下凹陷中。 |
|---|---|
| 操作 | 用拇指与食、中二指指腹相对用力提拿至阳穴处皮肤，拿5～10次。 |

**3　揉膻中**

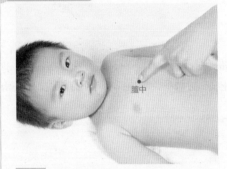
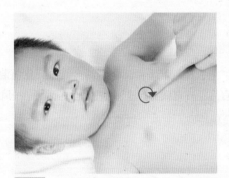

| 定位 | 膻中穴位于体前正中线，两乳头连线之中点。 |
|---|---|
| 操作 | 用食指指腹按顺时针方向旋转揉动，揉1分钟。 |

**4　按揉内关**

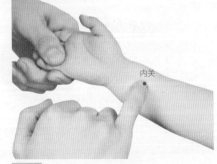
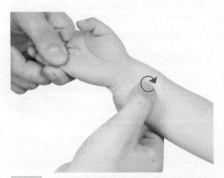

| 定位 | 内关穴位于腕横纹上2寸，在桡侧腕屈肌腱同掌长肌腱之间。 |
|---|---|
| 操作 | 用拇指指端按压内关穴，继而按顺时针方向旋转按揉，按揉1分钟。 |

# 小儿脐风：不哭不闹祛外邪

小儿脐风是新生儿断脐用具不干净，或是断脐后护理不当，感染外邪所致的疾病。发病初期表现为婴儿哭闹不休、精神烦躁、吸乳困难，逐渐发展至牙关紧闭。1～2日后出现高热、苦笑面容、四肢抽搐、角弓反张、时常口吐白沫等症状，遇到光线、声音等刺激时，都会引发患儿抽搐。

## ◆ 选穴原理

大横纹能平衡阴阳、调理气血、化痰散结，对小儿烦躁不安有很好的安抚作用；外劳宫为经外奇穴，能理气和中、通经活络、祛风止痛，善治小儿脐风；六腑可清热、凉血、解毒，对脏腑郁热、肿毒等实热证有很好的治疗效果；脾经能清热利湿、化痰止呕。四穴配伍，长期按摩，有助于缓解小儿脐风。

## ◆ 按摩处方

### 1 分推大横纹

大横纹

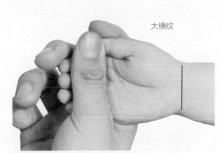

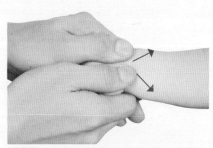

| 定位 | 大横纹位于仰掌，腕掌侧横纹。 |
| 操作 | 用两拇指自宝宝掌侧腕横纹中央向两旁作八字推动，分别推50次。 |

**2 揉外劳宫**

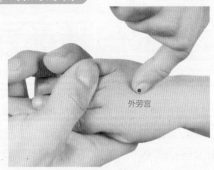

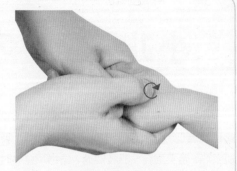

| 定位 | 外劳宫穴位于手背，与内劳宫相对。 |
| --- | --- |

| 操作 | 用拇指在宝宝的手背外劳宫穴按顺时针方向揉动，揉50次。 |
| --- | --- |

**3 退六腑**

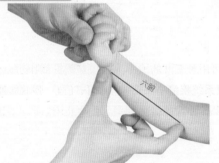

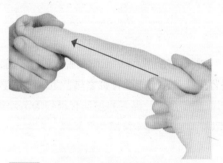

| 定位 | 六腑位于前臂尺侧，阴池穴至肘横纹，成一直线。 |
| --- | --- |

| 操作 | 用拇指指腹自肘向腕做直线推动，推100～300次。 |
| --- | --- |

**4 清脾经**

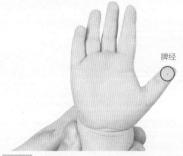

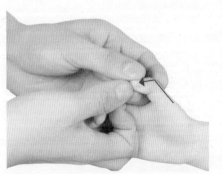

| 定位 | 脾经位于大拇指末节螺纹面。 |
| --- | --- |

| 操作 | 用拇指在宝宝拇指桡侧面由指根向指尖方向直推，推100次。 |
| --- | --- |

# 小儿肾盂肾炎：护好先天之本

　　小儿肾盂肾炎是由细菌感染导致的肾盂、肾实质及肾盏组织病变。小儿肾盂肾炎分急、慢性之分，以急性肾盂肾炎多见。急性肾盂肾炎起病急，发病快，伴高热、寒战、呕吐、腹泻、食欲不振、尿急、尿痛等症状。急性肾盂肾炎如治疗不彻底，迁延不愈或反复发作可转为慢性肾盂肾炎。病程长的，还会延缓生长发育。

## ◆ 选穴原理

　　神阙能培元固本、回阳救脱、和胃理肠，可用于五淋的治疗；肾俞位于足太阳膀胱经，是肾的背俞穴，能散肾脏之热，主治生殖泌尿系统疾病；气海俞能调和气血、强壮腰肌，能调节二便，改善因肾盂肾炎所致的小便异常。三穴配伍，长期按摩，有助于缓解小儿肾盂肾炎。

## ◆ 按摩处方

扫一扫，看视频

**1 揉神阙**

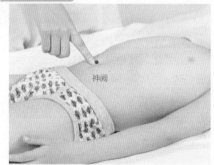

神阙

| 定位 | 神阙穴位于脐窝正中，即肚脐。 |

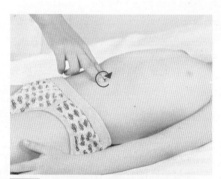

| 操作 | 用拇指指腹在神阙穴上做顺时针方向的揉动，力量稍轻，揉1分钟。 |

**2  按揉肾俞**

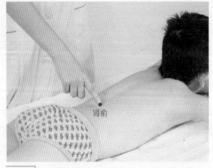

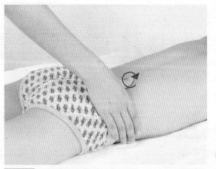

| 定位 | 肾俞穴位于腰部，第二腰椎棘突下，旁开1.5寸。 |
|---|---|
| 操作 | 先用拇指按压肾俞穴，再按顺时针方向的旋转揉动，交替按揉1分钟。 |

**3  按揉气海俞**

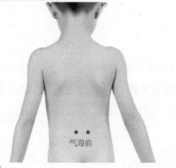

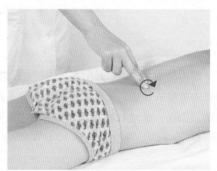

| 定位 | 气海俞穴位于腰部，第三腰椎棘突下，旁开1.5寸。 |
|---|---|
| 操作 | 将食指与中指并拢，两指指腹按顺时针方向按揉气海俞穴1分钟。 |

**妈咪须知**

宝宝如果不慎患上了肾盂肾炎，妈妈要注意让其多卧床休息，并适时给宝宝补充充足的水分，使之多排尿，促进毒素的排出，必要时采取一定的抗炎治疗。另外，要在宝宝的日常膳食中补充足量的维生素，多吃新鲜的蔬果，如橙子、柠檬、西蓝花，也可补充适量杂粮。尤其应该注意的是，不要让宝宝过多摄入含盐量高的食物，否则会加重肾脏的负担。

# 维生素 A 缺乏症：促进吸收

维生素 A 缺乏症是因体内缺乏维生素 A 而引起的以眼和皮肤病变为主的全身性疾病。最早的症状是暗适应差，视物不清，眼结膜及角膜干燥，以后发展为角膜软化且有皮肤干燥和毛囊角化、增生、脱屑等症状，故又称夜盲症、干眼病、角膜软化症。本病多见于 1 ~ 4 岁小儿。

## ◆ 选穴原理

睛明是手足太阳、足阳明、阴跷、阳跷五脉交会穴，具有泄热明目、祛风通络的功效；攒竹为眼睛的周边穴，能缓解因维生素 A 缺乏所致的眼部不适；血海，脾经所生之血的聚集之处，能化血为气、运化脾血，促进消化吸收；足三里能燥化脾湿，生发胃气。四穴配伍，长期按摩，能促进肠胃对维生素 A 的吸收。

## ◆ 按摩处方

**1 按揉睛明**

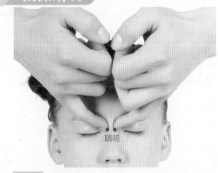

| 定位 | 睛明穴位于面部，内眼角稍上方凹陷处。 |

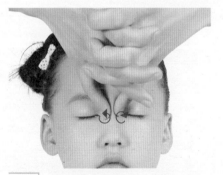

| 操作 | 用小拇指按压此穴，继而在此穴上做旋转揉动，按揉 1 分钟。 |

## 2 按揉攒竹

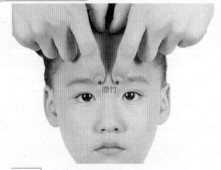 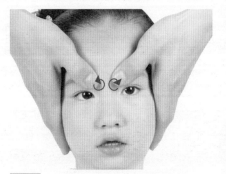

| 定位 | 攒竹穴位于面部，当眉头陷中，眼眶上切迹处。 |
| --- | --- |

| 操作 | 以食指或拇指指腹用力按压并揉动攒竹穴，按揉1分钟。 |
| --- | --- |

## 3 按揉血海

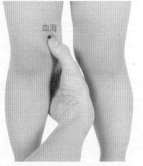 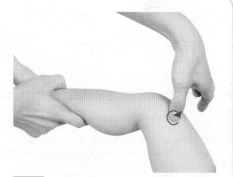

| 定位 | 血海穴位于髌骨内缘上2寸，当股四头肌内侧头的隆起处。 |
| --- | --- |

| 操作 | 用拇指指腹在血海穴上按压，继而顺时针方向揉动，交替按揉1分钟。 |
| --- | --- |

## 4 揉足三里

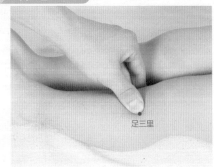 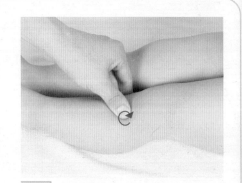

| 定位 | 足三里穴位于外膝眼下3寸，距胫骨前缘一横指。 |
| --- | --- |

| 操作 | 用拇指指腹在足三里穴上按顺时针方向揉50次。 |
| --- | --- |